基础护理实训教程

JICHU HULI SHIXUN JIAOCHENG

● 主编 高晓梅

郑州大学出版社
郑 州

图书在版编目(CIP)数据

基础护理实训教程/高晓梅主编. —郑州:郑州大学
出版社,2013.6(2023.8 重印)
国家卫生职业教育创新教材
ISBN 978-7-5645-1452-5

Ⅰ.①基… Ⅱ.①高… Ⅲ.①护理学-中等专业学校
-教材 Ⅳ.①R47

中国版本图书馆 CIP 数据核字(2013)第 114937 号

郑州大学出版社出版发行

郑州市大学路 40 号 邮政编码:450052
出版人:孙保营 发行电话:0371-66966070
全国新华书店经销
郑州印之星印务有限公司印制
开本:787 mm×1 092 mm 1/16
印张:17.75
字数:442 千字
版次:2013 年 6 月第 1 版 印次:2023 年 8 月第 5 次印刷

书号:ISBN 978-7-5645-1452-5 定价:35.00 元

作 者 名 单

主　编　高晓梅

副主编　王　蕾　牛冬花　张彩娟

编　者（以姓氏笔画为序）

王　蕾　牛冬花　冯爱萍

汤淑芬　许志娟　李　娟

张玲珂　张彩娟　赵春玲

徐亚君　高晓梅　郭素梅

梁　林　魏晓琳

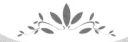

内容简介

　　《基础护理实训教程》是专门用于护理操作训练的实训教程,教程内容主要包括临床常见的基础护理技能。本教材主要用于护理学基础教学过程中及临床实习前对学生进行基础护理技能的强化训练,目的是使学生到临床后能尽快适应临床工作需要,使所学理论知识与实践密切结合。

　　本教材包括了《基础护理学》教材中所有的护理操作技能,共 37 项,每项技能的编写均包括三部分的内容。第一部分是教学重点,主要是将基础护理操作技能从教材中提炼再加工,包含了本项目的操作目的、与操作相关的主要知识点、操作准备、评估内容及操作流程与操作要点。书中不但对技能操作进行文字描述,重点操作细节又配以照片加以说明,特别是对相关知识点又进一步提炼,使学生在训练过程中不仅动手操作,同时将理论知识与技能结合起来,便于学生自学。第二部分是实训指导,将临床场景和案例与基础护理操作技能结合起来,包含了临床案例、结合案例进行的操作分析、物品准备、操作流程及操作过程中与患者的交流用语参考,体现了各项操作在临床的实际应用,帮助学生学会在操作中怎样与患者交流。第三部分是评分标准,包含了对护士的素质评价、准备质量评价、操作过程质量评价及终末质量评价,对每一项操作技能从准备到操作再到最后的终末质量评价都设立了详细的评价标准,便于教师对学生的考核及学生自评,使学生在训练起来更有针对性和目标性。关于本教材,我们还制作了相应的影像教程,详细演示各项操作从准备到操作结束的全过程,不仅可以作为教学用,还方便学生自学和练习(影像教程单独发行)。

　　本教材可作为《护理学基础》的配套教材使用,也可单独作为实训教材使用,主要适用于各层次护理专业、助产专业学生的学习,也适用于医院护理人员日常培训及考核使用。

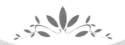

前　言

　　为了提高从事护理服务人员的服务水平、执业素质，适应未来护理服务岗位需求，保障护理对象的基本权益，提高护理人员的基础护理操作水平，我们经过调研，了解临床岗位需求，选择了临床工作中常用的一些基础护理技能编写成《基础护理实训教程》，以便教学中对学生进行强化培训，达到提高护理对象的健康水平和生命质量的护理服务宗旨，保证护理对象健康的维护，提高护理技术对疾病的干预效果。本教材的编写目的：①补充教学内容，突出和强化常用的基础护理技术操作；②引导学生自主学习和培养评判性思维的能力；③有利于学习效果和教学质量的检测和评价；④促进教学质量和学生素质的全面提升。

　　本教材可以用于《基础护理学》教学过程中及课程结束临床实习前对学生进行基础护理技能的强化训练，不仅方便教学，还便于老师对操作做进一步的规范和统一，形成特有的教学模式及教学风格，更方便学生自学和训练，相信对临床护士的操作规范也将起到重要的作用。

　　本教材编写之前在临床各级医院做了大量的调研工作，了解了护理岗位的需求，也了解了临床工作中物品的使用习惯。在编写过程中，尽可能采取和临床一致的做法，对不容易理解的操作部分配以大量图片说明，结合临床案例，指导护生在训练技能的同时训练与患者的交流与沟通。教材的编写人员不仅有护理专业教师，还吸纳了护理管理人员和临床一线护理人员参与编写和审核，希望它不仅是作为一本教材，也可以成为临床护士的操作指南。

　　本教材在编写过程中参考了相关的护理学基础教材和实训教材，在此，向各位原著作者表示衷心的感谢！更感谢各位参编老师为教材编写所付出的辛勤努力！

　　由于编者能力和水平有限，教材中难免有疏漏之处，敬请使用本教材的广大师生和护理同仁给予指正。

编者

2013 年 3 月

目 录

项目一

铺备用床法

一、教学重点

(一)操作目的

1. 保持病室整洁、舒适和美观。
2. 准备迎接新患者。

(二)相关知识点

1. 铺床用物按使用顺序放置于治疗车上。从下向上依次为枕芯、枕套、棉胎、被套、大单、床褥。
2. 铺床前,移开床旁桌距床约 20 cm。
3. 床垫应纵向翻转。
4. 铺床顺序为先铺床头,再铺床尾,最后塞入中间部分,铺好一侧,再铺另一侧。
5. 铺床时两脚前后或左右分开,扩大支撑面,降低重心,增加身体的稳定性。
6. 床铺符合实用、耐用、舒适、安全、美观的原则。

(三)操作准备

1. 护士准备　衣帽整齐,洗手,戴口罩。
2. 用物准备　枕芯,枕套,棉胎,被套,大单,床褥,洗手液。
3. 环境准备　病室清洁、通风,患者未进行治疗或进餐。

(四)评估内容

1. 床单位物品是否齐全及完好。
2. 环境是否符合准备要求。
3. 病室门的位置。

（五）操作流程及操作要点

1. 护士准备完毕。

2. 将备齐的用物推至床尾（图1-1）。

3. 移开床旁桌距床约20 cm，移开床尾椅至合适位置。

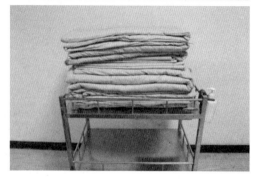

图1-1　铺床用物

4. 翻转床垫（图1-2）（从床头向床尾纵向翻转）。

5. 铺床褥（图1-3）（上缘与床头齐，从床头向床尾铺平）。

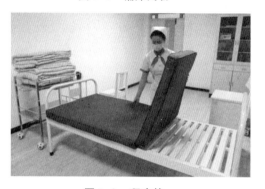

图1-2　翻床垫

6. 铺近侧大单（图1-4）（床单中线与床中线对齐，先床头—再床尾—后床中部）。

7. 转至对侧铺大单（同上）。

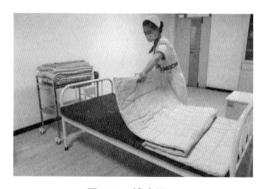

图1-3　铺床褥

8. 打开被套平铺于床上（被头与床头平齐，中线与床中线对齐）。

9. 打开被套尾端放入棉胎（图1-5）（先打开近侧，再打开对侧）。

10. 逐层拉平盖被，系带。

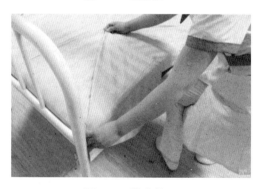

图1-4　铺大单

11. 盖被两侧向内折,尾端塞于床垫下(图1-6)(两侧与床沿平齐)。

12. 套枕套,系带(四角充实)。

13. 枕头平放于床头(开口处背门)。

14. 移回床旁桌椅,洗手。

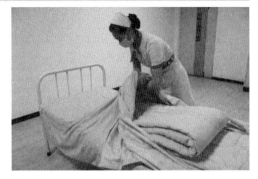

图1-5 套被套

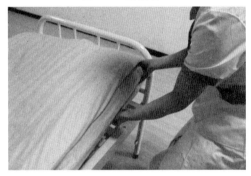

图1-6 折盖被方法

二、实训指导

【临床案例】

内科病房3病室6床黄女士,患胃溃疡,经治疗后好转,定于今日出院。该病床在此患者出院后将再迎接新的患者,请按要求准备。

【操作评估】

根据以上案例分析,患者为非传染性疾病,出院后床上用品直接撤下送洗,床、床头柜、房间地面用消毒液擦拭,房间内空气用紫外线消毒后,即可将床铺成备用床,目的是准备迎接新患者。如为传染性疾病,操作时要穿隔离衣,戴手套,床上用品撤下后先消毒,再清洗。

【用物准备】

枕套,枕芯,棉胎,被套,大单,床褥等,由下至上按顺序放于治疗车上。

【操作流程及交流用语参考】

护送患者出院。

1. 护士准备完毕。

祝贺您可以出院了，回去后要多注意休息，不要有太大压力，饮食要有规律，少食辛辣刺激性食物，有任何问题可拨打电话与您的主管医生联系。

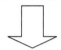

2. 将备齐的用物推至床尾。

3. 移开床旁桌距床约 20 cm,移开床尾椅至合适位置。

4. 纵向翻转床垫。

5. 从床头至床尾铺平床褥。

6. 铺近侧大单。

7. 转至对侧铺大单。

8. 打开被套平铺于床上。

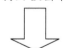

9. 打开被套尾端放入棉胎。

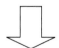

10. 逐层拉平盖被,系带。

11. 盖被两侧向内折与床沿齐,尾端塞于床垫下。

12. 套枕套,系带。

13. 枕头平放于床头,开口背门。

14. 移回床旁桌椅,洗手。

【交流用语范例】

(一)核对、解释用语

1. 请问您是 3 床的黄××女士吧? 我看一下您的腕带好吗? 今天您就要出院了,腕带可以取下了。出院手续您丈夫已经给您办好了,您收拾一下,一会儿我送您出院好吗?

2. 您的床号是 3 床,您是叫黄××吗? 我看一下您的腕带。您的出院手续已经办好,我帮您取下腕带吧。您的东西收拾好了吗? 一会儿我送您出院吧!

(二)操作中指导与交流

1. 把您的手臂抬起来,我帮您取下腕带吧。

2. 您今天已经可以出院了,您的腕带可以取下来了,我帮您好吗?

(三)操作后嘱咐

1. 看您家人对您真好,出院后可要好好休息,不要太紧张劳累了,饮食上要多吃容易消化的食物,尽量少吃辛辣食物,有条件的话,定期来医院复查。

2. 您真有福气,您丈夫对您照顾得多好呀,您气色也好多了。出院后多注意休息,避免劳累和紧张,饮食要有规律,多吃易消化的食物,尽量少吃辣椒、生蒜等辛辣食物。有什么不清楚的,可以打电话与我们联系。

三、评分标准

	操作标准	分值	扣分细则	得分
素质评价	1.语言清晰、流利,普通话标准	2	一项不符合要求扣1分	
	2.行为举止规范、大方、优雅	3	不符合要求酌情扣分	
	3.着装规范,符合护士仪表礼仪	3	服装、鞋帽一项不符合要求扣1分	
准备质量评价	1.物品备齐,放置有序	2	物品少一样扣1分,放置无序扣1分	
	2.操作前评估患者	2	未评估患者扣2分,评估与病情不符扣1分	
	3.评估环境	1	未评估扣1分	
	4.洗手,戴口罩	2	一项未做扣1分,洗手动作一步不规范扣0.2分	
操作过程质量评价	1.将备齐的用物推至床尾	2	放置位置不方便操作扣1分	
	2.移开床旁桌距床约20 cm,移开床尾椅至合适位置	2	一项未做扣1分,距离过大或过小扣0.5分	
	3.从床头向床尾纵向翻转床垫	2	未做扣2分,翻转方向错误扣1分	
	4.从床头向床尾铺平床褥,上缘与床头齐	6	顺序错误扣1分,上缘未齐床头扣1分,不平整扣2分	
	5.铺近侧大单,床单中线与床中线对齐,先床头,再床尾,后床中部	10	顺序错误扣2分,中线偏离超过2 cm扣1分,一角手法错误扣2分	
	6.转至对侧铺大单	10	扣分标准同上	
	7.打开被套平铺于床上,被头与床头平齐,中线与床中线对齐	4	方向铺反扣3分,中线偏离超过2 cm扣1分	
	8.打开被套尾端放入棉胎,先打开近侧,再打开对侧	10	打开顺序错误扣2分,被头不充实扣4分	
	9.逐层拉平盖被,系带	7	一层不平整有皱折扣1分,漏系一组带扣1分	
	10.盖被两侧向内折与床沿平齐,尾端塞于床垫下	10	一侧边缘不齐床缘扣2分,尾端不平整扣1分,系带外露扣1分	
	11.套枕套(四角充实),系带	5	枕套四角不平整扣1分,漏系一组带扣1分	
	12.枕头平放于床头	2	枕头开口未背门扣1分	
	13.移回床旁桌椅,洗手	5	一项未做扣2分,一项未移到位扣1分	
终末质量评价	1.动作熟练优美,操作规范	2	不符合要求酌情扣1～2分	
	2.床铺平、整、紧、美观	2	一项不符合要求扣0.5分	
	3.操作程序符合标准,符合节力原则	2	程序颠倒一次扣1分,不符合节力原则扣1分	
	4.操作用时不超过5 min (操作过程第2～13项为计时部分)	4	每超时30 s扣1分	

（高晓梅　王　蕾）

项目二

铺暂空床法

一、教学重点

（一）操作目的

1. 保持病室整洁、美观。

2. 供新入院或暂离床活动的患者使用。

（二）相关知识点

1. 铺床用物按使用顺序放置于治疗车上，从下向上依次为中单、橡胶中单。

2. 将备用床的盖被扇形四折叠于床尾或者备用床的盖被头端向内折 1/4，再扇形三折于床尾。

3. 大单、橡胶中单、中单各中线和床中线对齐。

4. 铺橡胶中单、中单上缘距床头 45～50 cm（相当于肘至指端的距离）。

5. 枕头开口处背向门。

（三）操作准备

1. 护士准备　衣帽整齐，洗手，戴口罩。

2. 患者准备　熟悉病区环境或了解暂时离床的目的、注意事项及配合方法。

3. 用物准备　在备用床基础上准备用品，必要时另备橡胶中单、中单。

4. 环境准备　病室清洁、通风，患者未进行治疗或进餐。

（四）评估内容

1. 患者的病情状况、自理程度，确认患者是否暂时离床，在病情允许的情况下，由护士协助患者离床。

2. 床上用物是否洁净、齐全及完好。

3. 环境是否符合准备要求。

4. 病室门的位置。

(五)操作流程及操作要点

1. 护士准备完毕。

2. 将备齐的用物推至床尾(图2-1)。

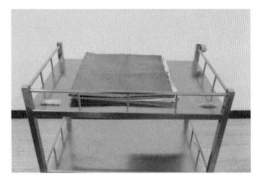

图2-1　用物准备

3. 移椅放枕(在备用床的基础上,移开床尾椅至合适位置,枕头放于椅上)。

4. 折叠盖被(图2-2)(将备用床的盖被扇形四折叠于床尾,各层应对齐)。

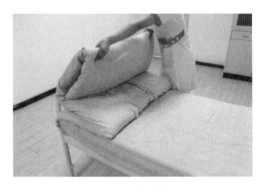

图2-2　折叠盖被

5. 酌情铺单(图2-3)〔根据病情需要,先铺橡胶中单,再铺中单于橡胶中单上,中线和床中线对齐,若铺于床中部,上缘距床头45~50 cm(相当于肘至指端的距离),两单边缘的下垂部分同时拉紧平整地塞入床垫下。转至对侧,同法铺好〕。

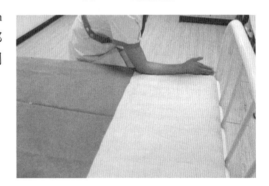

图2-3　中单位置

6. 放置枕头(放平枕头,开口处背向门)。

7. 还原床尾椅,洗手,确认床单位准备好以后离开病室(图2-4)。

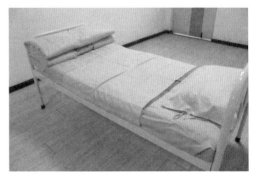

图2-4　暂空床

二、实训指导

【临床案例】

董女士,43 岁。因体温 38 ℃,眼睛巩膜颜色黄染,伴有右上腹阵发性痉挛性疼痛,向肩背部放射,继腹痛后常有恶心、呕吐等胃肠道反应症状住院,诊断为:胆结石。在患者入院、离床做检查期间,病区护士应如何整理床单位?

【操作评估】

根据以上案例分析,病区护士接到住院处通知后,根据患者病情需要立即安排床位,将备用床改为暂空床,并备齐所需用物,准备迎接患者。若患者在住院期间需要做检查,在病情允许的情况下,由护士协助患者离床,同时护士应将床单位整理好并铺成暂空床,目的是保持病室整洁、美观。

【用物准备】

中单,橡胶中单,由下至上按顺序放于治疗车上。

【操作流程及交流用语参考】

协助患者离床。

1.护士准备完毕。

请问您是2床的董××女士吧? 看一下腕带好吗? 现在要陪您去做检查,大约需要1个小时,是否去一下卫生间? 我来帮您!

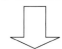

2.将备齐的用物推至床尾。

3.移开床尾椅至合适位置。

4.枕头放于椅上。

5.将备用床的盖被扇形四折叠于床尾,各层应对齐。

6.枕头平放于床头,开口背门。

7.还原床尾椅,洗手。

【交流用语范例】

(一)核对、解释用语

1.您好,请问您叫什么名字? 一会儿要陪您做检查,需要憋尿,要注意多喝水,请准备一下!

2.董阿姨,早上好! 昨天晚上休息得怎么样? 一会儿咱们要去做检查,您还有什么需要吗?

3.董××女士,您好,欢迎您来我科诊治,我是护士明×。为了使您尽快适应医院环境,得到及时治疗和周到的护理,现将有关事项做一下介绍。还有不清楚的地方,请再询问。

4.我叫明×,是您的责任护士,负责您的治疗和护理,如果有服务不周的地方,请您随时提出来,我将及时弥补,希望我的服务能让您满意!

(二)操作中指导与交流

1.您需要便盆吗? 我帮您好吗? 请抬起臀部。

2.我带您去做检查,请屈膝,我帮您慢慢坐起来,双手掌扶住床面,帮您穿鞋袜。请双手扶着我的肩膀,慢慢移向轮椅。有哪些不舒服,请您及时告诉我。

3.请注意脚下。

(三)操作后嘱咐

1.谢谢您的配合,路上要注意安全!

2.请您好好休息,有什么事尽管说,不必客气。

3.阿姨,谢谢您对我们工作的支持和配合。有什么需要请您随时按枕边的呼叫器,我会及时来看您的。

三、评分标准

	操作标准	分值	扣分细则	得分
素质评价	1. 语言清晰、流利,普通话标准	2	一项不符合要求扣1分	
	2. 行为举止规范、大方、优雅	3	不符合要求酌情扣分	
	3. 着装规范,符合护士仪表礼仪	3	服装、鞋帽一项不符合要求扣1分	
准备质量评价	1. 物品备齐,放置有序	2	物品少一样扣1分,放置无序扣1分	
	2. 操作前评估患者	2	未评估患者扣2分,评估与病情不符扣1分	
	3. 评估环境	1	未评估扣1分	
	4. 洗手,戴口罩	2	一项未做扣1分,洗手动作一项不规范扣0.2分	
操作过程质量评价	1. 将备齐的用物推至床尾正中	5	放置位置不方便操作扣3分	
	2. 在备用床的基础上,移开床尾椅至合适位置	5	未做扣3分,距离过大或过小扣2分	
	3. 枕头放于椅上	5	未做扣3分,放置不合理扣2分	
	4. 将备用床的盖被扇形四折叠于床尾,各层应对齐	12	方法错误扣8分,不平整扣4分	
	5. 根据病情需要,先铺橡胶中单,再铺中单于橡胶中单上,中线和床中线对齐,若铺于床中部,上缘距床头45~50 cm(相当于肘至指端的距离)	15	顺序错误扣5分,中线偏离超过2 cm扣2分,距离错误扣5分	
	6. 两单边缘的下垂部分同时拉紧平整地塞入床垫下	8	方法错误扣5分,不平整扣3分	
	7. 转至对侧,同法铺好	8	方法错误扣5分,不平整扣3分	
	8. 放平枕头,开口处背向门	9	放置方法错误扣4分,枕套四角不平整扣2分,开口处未背向门扣2分	
	9. 还原床旁桌椅,洗手	8	一项未做扣4分	
终末质量评价	1. 动作熟练优美,操作规范	2	不符合要求酌情扣1~2分	
	2. 床铺平、整、紧、美观	2	一项不符合要求扣0.5分	
	3. 操作程序符合标准,符合节力原则	2	程序颠倒一次扣1分,不符合节力原则扣1分	
	4. 操作用时不超过3 min(操作过程为计时部分)	4	每超时30 s扣1分	

(王　蕾　李　娟)

项目三

铺麻醉床法

一、教学重点

(一)操作目的

1. 便于接收和护理麻醉手术后患者。

2. 使患者安全、舒适,预防并发症。

3. 保护被褥不被血液、呕吐物、排泄物等污染,便于更换。

(二)相关知识点

1. 铺床用物按使用顺序放置于治疗车上,从下向上依次为枕芯、枕套、棉胎、被套、中单、橡胶中单、中单、橡胶中单、大单、床褥。

2. 麻醉护理盘内置舌钳、开口器、镊子、压舌板、吸氧导管、牙垫、纱布、棉签、吸痰导管、手电筒、胶布、弯盘、治疗碗、血压计、听诊器等。

3. 根据患者手术部位和麻醉方式铺橡胶中单和中单。上半身手术,先铺床中部,再铺床头;下半身手术先铺床尾,再铺床中部。

4. 盖被呈扇形纵向三折叠于一侧床边,开口处向门,以方便迎接术后患者回床休息。

5. 枕头横立于床头,开口处背向门,这样可以防止术后患者因躁动碰伤头部。

6. 床尾椅置于盖被折叠侧,避免妨碍患者移至病床上。

(三)操作准备

1. 护士准备　衣帽整齐,洗手,戴口罩。

2. 患者准备　了解铺麻醉床的目的、注意事项。

3. 用物准备　同备用床,另备橡胶中单和中单各2条,麻醉护理盘,输液架,必要时备负压吸引器、氧气筒、胃肠减压器,冬天按需备热水袋及布套、毛毯。

4. 环境准备　病室清洁、通风,同病室内其他患者未进行治疗或进餐。

（四）评估内容

1.患者的手术名称、手术部位、麻醉方式、病情状况、治疗情况以及有无引流管、造瘘口等。

2.护理术后患者的物品是否齐全、完好。

3.环境是否符合准备要求。

4.病室门的位置。

（五）操作流程及操作要点

1.护士准备完毕。

2.备齐的用物推至床尾（图3-1）。

3.移开床旁桌,距床约 20 cm,移开床尾椅至合适位置。

4.翻转床垫（从床头向床尾纵向翻转床垫,上缘紧靠床头）。

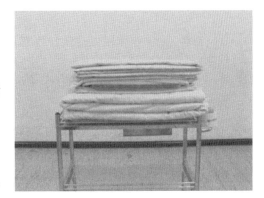

图 3-1　操作用物

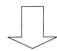

5.平铺床褥（上缘齐床头,两侧与床边平齐,向床尾牵拉,铺平）。

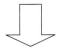

6.铺近侧大单（大单中线与床中线对齐,顺序为先床头—再床尾—后床中部）。

7.铺橡胶单、中单（图3-2）（根据患者手术部位铺橡胶中单和中单）。

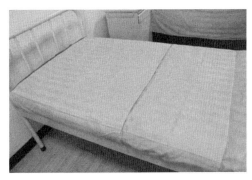

图 3-2　中单位置

8.转至对侧,同法逐层铺好大单、橡胶中单和中单。

9. 打开被套(被套中线与床中线对齐,封口端齐床头,开口端朝床尾,向床尾牵拉,铺平)。

10. S形套被(打开被套开口端上层约1/3部分,将S形折叠好的棉胎置于开口处,棉胎上缘向床头牵拉至被套封口处,与被套封口齐平,先套好近侧角,再套好对侧角,将棉胎向两侧展开,平铺于被套内)。

11. 整理盖被(在床尾处逐层拉平被套和棉胎,系带)。

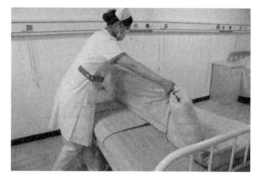

图3-3　折叠盖被

12. 折叠盖被(图3-3)(向床头牵拉,与床头平齐,两侧边缘分别向内折成被筒与床沿平齐,被尾向下折叠,与床尾平齐,最后将盖被纵向三折叠于一侧床边,开口处向门)。

13. 套枕立放(图3-4)(将枕套套于枕芯上,四角充实,无外露,系带。枕头横立于床头,开口处背向门)。

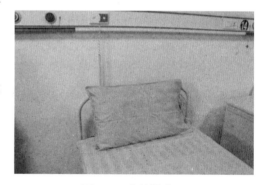

图3-4　立放枕头

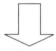

14. 还原床旁桌,床尾椅置于盖被折叠侧。

15. 将麻醉护理盘放于床旁桌上,输液架放于合适位置。

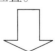

16. 洗手,确认床单位准备好以后离开病室(图3-5)。

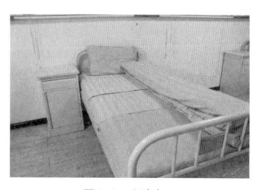

图3-5　麻醉床

二、实训指导

【临床案例】

全先生,72 岁,退休教师,查出患有胃部贲门癌,需进行手术治疗,于 4 d 前入院。术前准备完毕,当日进行胃大部切除手术,病区护士应如何为患者准备床单位?

【操作评估】

根据以上案例分析,患者离开病房去手术室后,病区护士应换上清洁被服,并根据患者的手术名称、部位、麻醉方式、病情状况以及有无引流管为其准备好麻醉床,接收手术后患者回病房,目的是便于护理麻醉手术后患者;使患者安全、舒适,预防并发症;保护被褥不被血液、呕吐物、排泄物等污染,便于更换。患者进行的是胃大部切除手术,所以可将橡胶中单、中单分别铺于床中部和床头。同时应备齐护理术后患者所需用物,以利于实施抢救和护理。

【用物准备】

1. 铺床用物　同备用床,另备橡胶中单和中单各 2 条。将所需用物从下向上依次放在治疗车上:枕芯,枕套,棉胎,被套,中单,橡胶中单,中单,橡胶中单,大单,床褥。
2. 麻醉护理盘　内置舌钳,开口器,镊子,压舌板,吸氧导管,牙垫,纱布,棉签,吸痰导管,手电筒,胶布,弯盘,治疗碗,血压计,听诊器等。
3. 其他用物　输液架,必要时备负压吸引器、氧气筒、胃肠减压器,冬天按需备热水袋及布套、毛毯。

【操作流程及交流用语参考】

患者术前准备。

1. 护士准备完毕。

全老师,您好! 您不必太紧张,我们会做好充分的准备,请相信我们。等您去做手术的时候我会按要求给您准备好麻醉床,以备手术后使用。请家属不要坐在床上,注意保持床单的整洁。

2. 备齐用物推至床尾。

3. 移开床旁桌,距床约 20 cm,移开床尾椅至合适位置。

4. 从床头向床尾纵向翻转床垫。

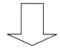

5. 平铺床褥。

6. 铺近侧大单。

7. 根据患者手术部位铺橡胶中单和中单。

8. 转至对侧,同法逐层铺好各单。

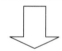

9. 打开被套。

10. S 形套被。

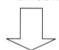

11. 在床尾处逐层拉平被套和棉胎,系带。

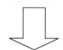

12. 将盖被纵向三折叠于一侧床边,开口处向门。

13. 枕头横立于床头,开口处背向门。

14. 还原床旁桌,床尾椅置于盖被折叠侧。

15. 将麻醉护理盘放于床旁桌上,输液架放于合适位置。

16. 洗手,确认床单位准备好以后离开病室,患者术后回病房。

> 您现在已经做完手术,回到病房了,放心吧,手术很成功!

【交流用语范例】

(一) 核对、解释用语

1. 您不用担心,术后医生和护士会经常到床旁看望您,指导您如何进行康复训练。

2. 您好,明天您要手术,为了完善术前准备,避免污染手术区,我将为您把手术区局部皮肤汗毛刮去,是否需要方便一下,请您配合。

3. 术前一天晚上早些休息,如紧张入睡困难,可向护士要镇静药口服,以充沛精力迎接手术。

4. 麻醉术后要去枕平卧 6 h,过早用枕头易出现头痛等不适。

(二) 操作中指导与交流

1. 您需要我帮您做点什么吗?

2. 我将为您摆一下体位,请您尽量放松,刮汗毛时会有些不适,很快会好,您对手术还有什么疑问请及时提出来,我会帮您解答的。

3. 您不要着急,我马上请医生来。

4. 请不要着急,我们很尊重您的意见,也很理解您的心情,我们一定想办法把问题解决好,可以吗?

(三) 操作后嘱咐

1. 术后为您进行心电监护、吸氧,请您不要随便取下。

2. 请您好好休息,有什么事尽管说,不必客气。

3. 仝老师,您现在感觉怎么样? 请您把头偏向一侧好吗? 这样可以防止呕吐物误吸引起窒息。

4. 暂时禁食水,什么时候可以喝水了,我会告诉您的。如果觉得口干、咽部不适,我会用棉签蘸少量水湿润一下您的口唇。

5. 在床上活动时动作要慢,因为您在输液,还插有尿管,要防止输液管及尿管脱出。

6. 术后麻醉药完全代谢后,可能会出现伤口疼痛,疼痛时您及时告诉我们,根据病情可以给予相应的处理,如打止痛针或用止痛泵止痛。

7. 您有任何的不舒服一定要及时给我们讲,我们也会随时观察并询问您的病情。

8. 为了您的安全,您第一次下地活动时,一定要有护士协助。

三、评分标准

	操作标准	分值	扣分细则	得分
素质评价	1. 语言清晰、流利,普通话标准	2	一项不符合要求扣1分	
	2. 行为举止规范、大方、优雅	3	不符合要求酌情扣分	
	3. 着装规范,符合护士仪表礼仪	3	服装、鞋帽一项不符合要求扣1分	
准备质量评价	1. 物品备齐,放置有序	2	物品少一样扣1分,放置无序扣1分	
	2. 操作前评估患者	2	未评估患者扣2分,评估与病情不符扣1分	
	3. 评估环境	1	未评估扣1分	
	4. 洗手、戴口罩	2	一项未做扣1分,洗手动作一步不规范扣0.2分	
操作过程质量评价	1. 将备齐的用物推至床尾正中	1	放置位置不方便操作扣1分	
	2. 移开床旁桌,距床约20 cm,移开床尾椅至合适位置	2	一项未做扣1分,距离过大或过小扣1分	
	3. 从床头向床尾纵向翻转床垫,上缘紧靠床头	2	未做扣2分,未纵向翻转扣1分,上缘未紧靠床头扣1分	
	4. 铺床褥,上缘齐床头,两侧与床边平齐,向床尾牵拉,铺平	3	上缘未齐床头扣1分,两侧未齐床边扣1分,不平整扣1分	
	5. 铺大单			
	(1) 将大单正面向上平铺于床褥上,中线与床中线对齐	4	叠法错误影响铺单扣2分,中线偏离超过2 cm扣1分	
	(2) 一手托起床垫,一手伸过床中线将大单折入床垫下,在距床头约30 cm处向上提起大单边缘,与床沿垂直呈三角形,再将上下两层分别塞于床垫下。先铺床头角,再铺床尾角,最后大单中部塞于床垫下	9	床头角过大或过小扣3分,床尾角过大或过小扣3分,铺一角方法错误扣2分,大单中部未塞或过松扣1分	
	(3) 将橡胶中单和中单铺于床中部,上缘距床头45~50 cm,中线与床中线齐,边缘塞入床垫下;取另一橡胶中单和中单放于床头,与床头平齐,下缘压在橡胶中单和中单上,中线与床中线齐,边缘塞入床垫下	5	未根据手术部位铺单扣4分,一处方法错误扣1分,顺序错误扣2分	
	(4) 转至对侧,同法逐层铺好各单	11	床头角过大或过小扣3分,床尾角过大或过小扣3分,铺一角方法错误扣2分,大单中部未塞或过松扣1分,铺橡胶中单和中单一处方法错误扣1分	
	6. 套被套			
	(1) 将被套正面向上平铺于床上,中线与床中线对齐,封口端齐床头	4	叠法错误扣2分,中线偏离超过2 cm扣2分,封口端未齐床头扣1分	
	(2) 打开被套开口端上层约1/3部分,将S形折叠的棉胎置于开口处,拉棉胎上缘使之与被套封口齐平,对好两角,将棉胎向两侧展开,平铺于被套内	10	未打开上层约1/3部分扣2分,未与被套封口齐扣4分,一角未充实扣2分,未平铺于被套内扣5分	
	(3) 在床尾处逐层拉平被套和棉胎,系带	2	一项未做扣1分;漏系一组带扣1分	
	(4) 盖被与床头平齐,边缘向内折与床沿平齐,被尾与床尾平齐,将盖被纵向三折叠于一侧床边,开口处向门	12	一边未齐扣3分,不平整有皱折扣2分,方法错误扣4分,开口未向门扣3分	
	7. 将枕套套于枕芯上,四角充实,无外露,系带。枕头横立于床头,开口处背向门	5	未充实扣1分,外露扣1分,未系带扣1分,放置方法错误扣2分,未背向门扣2分	
	8. 还原床旁桌,床尾椅置于盖被折叠侧	2	一项未还原扣1分,放置方法错误扣1分	
	9. 将麻醉护理盘放于床旁桌上,输液架放于合适位置	2	一项未做扣1分,放置方法错误扣1分	
	10. 洗手	1	未做扣1分	
终末质量评价	1. 动作熟练优美,操作规范	2	不符合要求酌情扣1~2分	
	2. 床铺平、整、紧、美观	2	一项不符合要求扣0.5分	
	3. 操作程序符合标准,符合节力原则	2	程序颠倒一次扣1分,不符合节力原则扣1分	
	4. 操作用时不超过7 min (操作过程第2~10项为计时部分)	4	每超时30 s扣1分	

(王 蕾 李 娟)

项目四

卧有患者床整理法

一、教学重点

(一)操作目的

1. 保持整洁、美观、平整、舒适。
2. 预防并发症。

(二)相关知识点

1. 卧床患者床铺整理前,酌情放平床尾、床头支架;卧床患者床铺整理后,酌情支起床头、床尾支架。

2. 自床头至床尾由内向外分别扫净中单、橡胶中单及大单。清扫过中线,注意扫净枕下和患者身下的碎屑。

3. 协助患者翻身侧卧时,防止坠床,注意保暖。

4. 为防止交叉感染,采用一床一消毒巾湿扫法。

5. 清扫过程中避免刷套污染面接触车上层治疗盘。

(三)操作准备

1. 护士准备　衣帽整齐,洗手,戴口罩。

2. 患者准备　了解卧床患者床整理的目的、注意事项及配合方法。

3. 用物准备　治疗车上层放置小方盘、扫床刷及湿巾套、核对本、洗手液;下层放置污物桶。

4. 环境准备　病室清洁、通风,病床单位设备完好、无损坏、符合要求,患者未进行治疗、休息或进餐。

(四)评估内容

1. 患者的病情状况、治疗情况、躯体移动能力、心理反应及合作程度。

2. 患者是否需要使用便器。

3. 床上用物是否洁净、齐全及完好。

4. 环境是否符合准备要求。

5. 病室门的位置。

(五)操作流程及操作要点

1. 护士准备完毕。

2. 备齐用物推至床旁,放在便于操作处(图4-1)。

3. 核对床号、姓名,向患者解释。

4. 根据季节关闭门窗,酌情放平床尾、床头支架。

5. 移开床旁桌,距床约20 cm,移开床尾椅至床尾正中。

6. 松开床尾盖被,移枕至对侧,协助患者翻身侧卧,背向护士(图4-2)(协助翻身时避免暴露)。

7. 清扫各单(图4-3)(松开近侧各层床单,自床头至床尾由内向外分别扫净中单、橡胶中单及大单。清扫过中线,注意扫净枕下和患者身下的碎屑)。

8. 将大单、橡胶中单、中单分别拉平

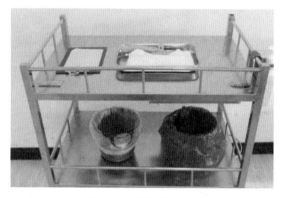

图4-1　用物准备

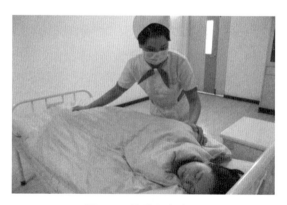

图4-2　协助翻身法

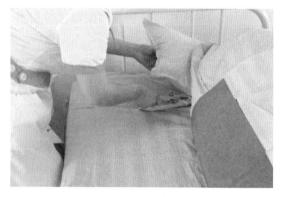

图4-3　清扫大单

铺好。

9. 移枕至近侧,协助患者翻身侧卧于扫净一侧。

10. 转至对侧,同法逐层扫净各单,分别拉平铺好各层。

11. 协助患者取舒适卧位,将棉胎和被套拉平,折成被筒,为患者盖好,折叠被尾(图4-4)。

12. 取下枕头,拍松,置于患者头下(拍枕时避开患者头部,开口背门放置)。

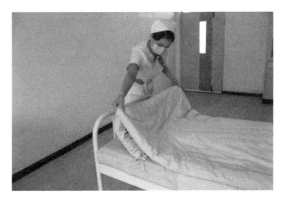

图4-4　整理盖被

13. 酌情支起床头、床尾支架。

14. 还原床旁桌、床尾椅,清理用物(取下污染刷套放于车下层污物桶内)。

15. 开窗通风换气,洗手,询问患者无其他需要后离开病室。

二、实训指导

【临床案例】

5床,丁某,女,68岁,退休干部。主诉:突感胸口疼痛,向左肩放射5 h。检查:体温37.2 ℃,脉搏110次/min,呼吸26次/min,血压135/92 mmHg。神志清楚,四肢活动好。诊断:急性心肌梗死。医嘱:卧床休息。患者入院第5天,病情稳定。晨间护理时病区护士应为患者整理床单位。

【操作评估】

根据以上案例分析,患者病情稳定,为了使病室整洁、美观,保持病床清洁、干燥、平整,使患者睡卧舒适,防止褥疮及其他并发症的发生,需要为卧床患者整理床单位,清扫时要特别注意扫净枕下和患者身下的碎屑。整理过程中应密切观察患者病情,及时与患者沟通,发现病情变化,立即停止操作,并采取相应措施。协助患者翻身侧卧时要防止坠床,必要时使用床档,注意保暖。

【用物准备】

治疗车上层放置小方盘、扫床刷及湿巾套、核对本、洗手液;下层放置污物桶。

【操作流程及交流用语参考】

1. 护士准备完毕。

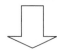

> 5床,丁×奶奶,早上好! 昨晚睡得好吗? 今天由我帮您整理床铺,使您躺得更舒服一点,行吗? 请问需要大小便吗?

2. 备齐用物推至床旁,放在便于操作处。

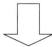

3. 核对床号、姓名,向患者解释。

> 我帮您把床摇平好吗?

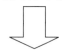

4. 根据季节关闭门窗,酌情放平床尾、床头支架。

5. 移开床旁桌,移开床尾椅至床尾正中。

> 来,慢慢抬头,我把枕头移一下。请您双手放在腹部,屈膝,我们慢慢翻到左边。如果感觉不舒服请告诉我一声!

6. 松开床尾盖被,移枕至对侧,协助患者翻身侧卧。

7. 松开近侧各层被单,分别扫净中单、橡胶中单及大单。

丁奶奶,右边扫好了,现在我协助您躺到右边来! 您没有什么不舒服吧?

8. 将大单、橡胶中单、中单分别拉平铺好。

9. 移枕,协助患者翻身侧卧于扫净一侧。

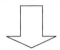

10. 同法逐层扫净各单,分别拉平铺好各层。

我帮您平躺好吗? 您的气色好多了!

11. 协助患者平卧,将棉胎和被套拉平,折成被筒,折叠被尾。

请您把头抬一下,我把枕头撤出来,把头慢慢放下! 奶奶,需要把床头摇高一点吗?

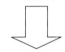

12. 取下枕头,拍松,置于患者头下,开口背门。

13. 酌情支起床头、床尾支架。

丁奶奶,您的床铺整理好了,是不是感觉舒服些? 还有别的需要吗? 天气凉了,您要注意保暖,有什么需要的话请您随时按枕边的呼叫器,我会及时来看您的。

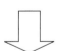

14. 还原床旁桌、床尾椅,清理用物。

15. 开窗通风换气,洗手,询问患者无其他需要后离开病室。

【交流用语范例】

(一)核对、解释用语

1. 丁奶奶,现在我们来帮您整理床铺,您要配合我,有什么不舒服请一定告诉我。

2. 丁阿姨,现在我来帮您整理床铺,好吗? 请您身子向里挪挪,谢谢您的配合。

3. 早上好! 我给您整理床铺可以吗? 您躺在床上也不要紧,我帮您整理一下,您会舒服一些!

(二)操作中指导与交流

1. 让我看看您的背部,血液循环有点差,我给您轻轻按摩一下就会好的,轻重合适吗?

2. 您感觉冷吗?

3. 阿姨,现在我要帮您翻身,我会轻轻的,不会弄疼您的。

4. 请坚持一下,很快就会整理完的。

(三)操作后嘱咐

1. 您配合得很好,谢谢您! 您先休息一下。

2. 丁奶奶,您的病情比较稳定,虽然需要卧床休息,但是为了改善您的呼吸功能、帮助排便,从今天开始您可以在床上轻微、适量地活动一下手脚,做做呼吸训练。来,跟着我做……嗯! 做得很棒!

3. 祝您早日康复!

三、评分标准

	操作标准	分值	扣分细则	得分
素质评价	1. 语言清晰、流利,普通话标准	2	一项不符合要求扣 1 分	
	2. 行为举止规范、大方、优雅	3	不符合要求酌情扣分	
	3. 着装规范,符合护士仪表礼仪	3	服装、鞋帽一项不符合要求扣 1 分	
准备质量评价	1. 物品备齐,放置有序	2	物品少一样扣 1 分,放置无序扣 1 分	
	2. 操作前评估患者	2	未评估患者扣 2 分,评估与病情不符扣 1 分	
	3. 评估环境	1	未评估扣 1 分	
	4. 洗手,戴口罩	2	一项未做扣 1 分,洗手动作一步不规范扣 0.2 分	

	操作标准	分值	扣分细则	得分
操作过程质量评价	1. 将备齐的用物推至床旁	1	放置位置不方便操作扣1分	
	2. 核对床号、姓名,向患者解释操作的目的、方法及配合事项	5	一项未核对扣1分,未解释扣3分,解释不合理扣1分	
	3. 口述:根据季节关闭门窗,酌情放平床尾、床头支架	2	一项未口述扣1分,口述错误扣1分	
	4. 移开床旁桌,距床约20 cm,移开床尾椅至床尾正中	2	一项未做扣1分,距离过大或过小扣1分	
	5. 松开床尾盖被,移枕至对侧,协助患者翻身侧卧,背向护士	5	一项未做扣1分,松开方法不当扣1分,未协助翻身扣1分	
	6. 松开近侧各层被单,自床头至床尾由内向外分别四步扫净中单、橡胶中单,搭于患者身上	6	未松开近侧各层被单扣3分,一单清扫方法错误扣2分,一单未扫净扣2分,未搭于患者身上扣1分	
	7. 自床头至床尾由内向外扫净大单,清扫过中线,注意扫净枕下和患者身下的碎屑;床刷清洁面向下放于治疗车上层方盘内	6	清扫方法错误扣2分,未扫净扣2分,清扫未过中线扣2分,床刷放置方法错误扣1分	
	8. 将大单、橡胶中单、中单分别拉平铺好	6	铺单方法错误扣3分,未拉平扣2分	
	9. 移枕至近侧,协助患者翻身侧卧于扫净一侧,护士转至对侧	3	未移枕扣1分,未协助翻身扣1分	
	10. 同法逐层扫净各单,取下床刷套放于车下层,分别拉平铺好各层	18	未松开近侧各层被单扣3分,一单清扫方法错误扣2分,一单未扫净扣2分,清扫未过中线扣2分,铺单方法错误扣3分,未拉平扣2分	
	11. 协助患者取舒适卧位	1	未做扣1分	
	12. 整理盖被,将棉胎和被套拉平,折成被筒,为患者盖好,折叠被尾	11	一项未拉平扣2分,一侧中线偏离超过2 cm扣2分,一边未齐床边扣1分,未盖严扣1分,被尾不平整扣1分,折法错误扣2分	
	13. 取下枕头,拍松,置于患者头下	3	未取枕扣3分,未拍松扣1分,拍枕位置不当扣1分	
	14. 口述:酌情支起床头、床尾支架	1	未口述扣1分	
	15. 还原床旁桌、床尾椅,清理用物。	3	一项未还原扣1分,未清理扣1分	
	16. (口述:开窗通风换气),洗手	2	未口述扣1分,未洗手扣1分	
终末质量评价	1. 动作熟练优美,操作规范	2	不符合要求酌情扣1~2分	
	2. 床铺平、整、紧、美观	2	一项不符合要求扣0.5分	
	3. 操作程序符合标准,符合节力原则	2	程序颠倒一次扣1分,不符合节力原则扣1分	
	4. 操作用时不超过5 min (操作过程第4~15项为计时部分)	4	每超时30 s扣1分	

(王 蕾 张玲珂)

项目五
卧有患者床更换床单法

一、教学重点

(一)操作目的
1. 保持病床整洁、美观、平整、舒适。
2. 预防并发症。

(二)相关知识点
1. 使用过的大单、中单应向上卷曲,污染面向内折叠卷入患者身下；清洁的大单、中单应向下卷曲,清洁面向内折叠卷入患者身下。
2. 更换被套的方法有翻转套被套法、S形套被套法。
3. 棉胎不可接触污被套外面,污单不可扔在地上。
4. 帮助患者翻身时,不可拖拉,以免擦伤皮肤。
5. 两人操作时,动作应轻稳、协调一致。

(三)操作准备
1. 护士准备　衣帽整齐,洗手,戴口罩。
2. 患者准备　了解更换床单的目的、注意事项及配合方法。
3. 用物准备　更换车第一层放置用物从下向上依次为枕套、被套、中单、大单、核对本,第二层放置小方盘、扫床刷及湿巾套;其他用物包括洗手液、便盆及污物桶。
4. 环境准备　病室清洁、通风,病床单位设备完好、无损坏、符合要求,患者未进行治疗、休息或进餐,根据季节关闭门窗。

(四)评估内容
1. 患者的病情状况、治疗情况、躯体移动能力、心理反应及合作程度。
2. 患者是否需要使用便器。

3. 床上用物是否齐全及完好。

4. 环境是否符合准备要求。

5. 病室门的位置。

（五）操作流程及操作要点

1. 准备完毕。

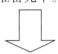

2. 用物备齐推至床旁,放在便于操作处(图5-1)。

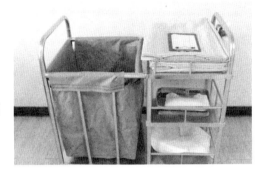

图5-1　更换用物

3. 核对床号、姓名,向患者解释操作的目的、方法及配合事项。

4. 酌情放平床尾、床头支架。

5. 移开床旁桌,距床约20 cm,移开床尾椅至床尾正中。

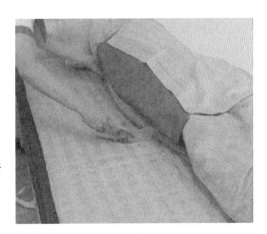

图5-2　清扫床褥

6. 松开床尾盖被,移枕至对侧,协助患者翻身侧卧,背向护士。

7. 松开近侧各层床单,卷起中单,清扫橡胶中单搭在患者身上,卷起大单,清扫床褥(图5-2)(从中间松开近侧各层被单,中单及大单均应污染面向内卷起过中线,清扫过中线)。

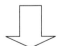

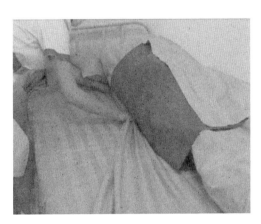

图5-3　卷清洁大单

8. 铺好近侧[清洁大单放于床褥上,中线和床中线对齐,清洁面向内卷起对侧大单(图5-3),铺好近侧大单,放平橡胶中单,铺上清洁中单,清洁面向内卷对侧中单,将近侧橡胶中单与中单展平拉紧一并塞入床垫下]。

9. 移枕至近侧,协助患者翻身侧卧于扫净一侧。

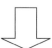

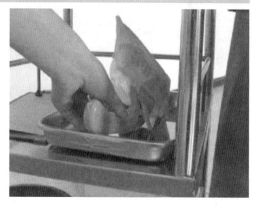

图 5-4　床刷放置

10. 转至对侧,依次撤去污染中单、清扫橡胶中单搭在患者身上,撤去污染大单,清扫床褥,床刷放于车下层(图 5-4),展平拉紧铺好清洁各单。

11. 协助患者仰卧,枕头置于患者头下。

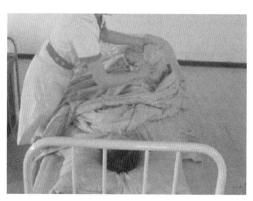

12. 更换被套,整理盖被[打开盖被,松解被套尾端系带,翻转套被套法(图 5-5)或 S 形套被套法(图 5-6),清洁被套向下逐层拉平、系带,撤出污染被套]。

图 5-5　翻转套被套法

13. 更换枕套(套好枕套,拍松枕头,置于患者头下,开口背门)。

14. 摇起床头、床尾支架。

15. 移回床旁桌椅。

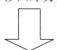

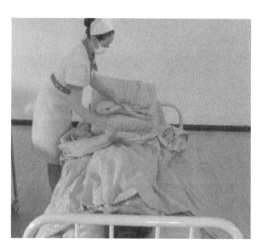

16. 开窗通风换气,清理用物,洗手。询问患者无其他需要后离开病室。

图 5-6　S 形套被套法

二、实训指导

【临床案例】

肿瘤科 5 病室,11 床,周先生,52 岁,退休工人。因直肠癌住院化疗,患者极度消瘦,纳差,精神萎靡,昨夜高热、多汗,病区护士应及时为患者更换清洁的床单、被套。

【操作评估】

根据以上案例分析,患者体质虚弱、高热、多汗,为了保持病床清洁、干燥、平整,使患者睡卧舒适,防止褥疮及其他并发症的发生,护士需要及时为其更换清洁的床单、被套及衣服,并进行背部按摩。在更换过程中应注意观察患者面色、呼吸、皮肤情况,随时询问有无不适。协助患者翻身时动作要轻、稳,对患者身上的各种治疗管道要加以保护,避免扭曲、脱落。

【用物准备】

更换车第一层放置用物从下向上依次为枕套、被套、中单、大单、核对本,第二层放置小方盘、扫床刷及湿巾套;其他用物包括洗手液、便盆及污物桶。

【操作流程及交流用语参考】

1. 护士准备完毕。

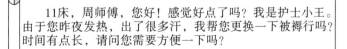

> 11床,周师傅,您好! 感觉好点了吗? 我是护士小王。由于您昨夜发热,出了很多汗,我帮您更换一下被褥行吗? 时间有点长,请问您需要方便一下吗?

2. 用物备齐,推至床旁。

3. 核对床号、姓名,向患者解释操作的目的、方法及配合事项。

4. 酌情放平床尾、床头支架。

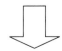

5. 移开床旁桌,距床约 20 cm,移开床尾椅至床尾正中。

6. 松开床尾盖被,移枕至对侧,协助患者翻身侧卧,背向护士。

我要帮您换床单,先慢慢躺到左边好吗? 如果感觉不舒服请告诉我一声! 这样行吗?

7. 卷扫各单。

8. 铺好近侧。

周师傅,您感觉怎么样? 这边换好了,我帮您躺到这边来!

9. 移枕至近侧,协助患者翻身侧卧于扫净一侧。

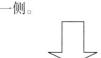

10. 转至对侧,同法清扫并铺好各层床单

床单更换好了,您可以平躺了,这样我好给您换被套。

11. 协助患者仰卧,枕头置于患者头下。

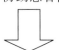

12. 更换被套,整理盖被。

13. 更换枕套

我要给您换枕套,请您把头抬起来。好,慢慢放下! 这样躺还行吗?

14. 摇起床头、床尾支架。

周师傅,被褥都换好了,是不是舒服多了? 谢谢您的配合! 您现在正在化疗,身体很虚弱,您一定要坚强,多吃一些东西,这样有利于健康。您好好休息!

15. 移回桌椅,清理用物。

16. 开窗通风换气,洗手,询问患者无其他需要后离开病室。

【交流用语范例】

(一)核对、解释用语

1. 您好,现在为您更换被褥,会有点不舒服,我尽量轻点,请配合一下好吗?
2. 周叔叔,我要给您更换被褥,请您做好准备,别紧张,一会儿就好!

(二)操作中指导与交流

1. 注意安全,抓好床档好吗?
2. 周先生,您的衣服有一点潮湿,我帮您换了行吗?
3. 您躺好了吗? 累不累?
4. 请放心,我轻轻帮您翻身,不会让您不舒服的。

(三)操作后嘱咐

1. 您对治疗有什么意见能告诉我吗? 我一定及时把意见转达给医生。
2. 您行动不便,我为您倒杯开水好吗? 我帮您把床摇高点好吗? 把枕头垫得高一些好吗?
3. 如果有其他的不舒服,您及时通知我,我会立刻过来的!
4. 您的病情目前比较稳定,只要保持积极乐观的情绪来配合治疗,您会很快康复的。

三、评分标准

	操作标准	分值	扣分细则	得分
素质评价	1. 语言清晰、流利,普通话标准	2	一项不符合要求扣 1 分	
	2. 行为举止规范、大方、优雅	3	不符合要求酌情扣分	
	3. 着装规范,符合护士仪表礼仪	3	服装、鞋帽一项不符合要求扣 1 分	
准备质量评价	1. 物品备齐,放置有序	2	物品少一样扣 1 分,放置无序扣 1 分	
	2. 操作前评估患者	2	未评估患者扣 2 分,评估与病情不符扣 1 分	
	3. 评估环境	1	未评估扣 1 分	
	4. 洗手,戴口罩	2	一项未做扣 1 分,洗手动作一步不规范扣 0.2 分	

	操作标准	分值	扣分细则	得分
操作过程质量评价	1. 将备齐的用物推至床旁	1	放置位置不方便操作扣1分	
	2. 核对床号、姓名，向患者解释操作的目的、方法及配合事项	2	未核对扣1分，未解释或解释不合理扣1分	
	3. 口述：酌情放平床尾、床头支架	1	未口述扣1分，口述错误扣0.5分	
	4. 移开床旁桌，距床约20 cm，移开床尾椅至床尾正中	3	一项未做扣1分，距离过大或过小扣1分	
	5. 松开床尾盖被，移枕至对侧，协助患者翻身侧卧，背向护士	4	一项未做扣1分，协助翻身侧卧方法不当扣1分	
	6. 松开近侧各层被单，污染面向内卷中单，过中线扫橡胶中单，污染面向内卷大单，过中线扫床褥，床刷污染面向上放于更换车上	7	未一次松开近侧各层被单扣0.5分，污染中单、大单未向上卷塞各扣1分，橡胶中单、床褥清扫方法错误或未扫净各扣2分，床刷放置方法错误扣0.5分	
	7. 取清洁大单放于床褥上，对齐床中线，清洁面向内卷大单，铺好大单，放平橡胶中单，清洁面向内卷中单，两单展平拉紧一并塞入床垫下	10	一侧中线偏离超过2 cm扣1分，清洁中单、大单未向下卷塞各扣2分，包角手法不规范扣2分，角松散扣1分，未铺平拉紧各单各扣1分	
	8. 移枕至近侧，协助患者翻身侧卧于扫净一侧	3	一项未做扣1分，协助翻身侧卧方法不当扣2分	
	9. 转至对侧，撤去污染中单，清扫橡胶中单搭在患者身上，撤去污染大单，清扫床褥，床刷立着放于更换车上，展平拉紧铺好清洁各单	12	未一次松开近侧各层被单扣0.5分，污染中单、大单未向上卷塞各扣1分，橡胶中单、床褥清扫方法错误或未扫净各扣2分，床刷放置方法错误扣0.5分	
	10. 协助患者仰卧，枕头置于患者头下	2	一项未做扣1分	
	11. 打开盖被，松解系带，将污染被套从被尾翻转至被头，取出棉胎，平铺于污染被套内面。将正面向内的清洁被套平铺于棉胎上，翻转拉出被套和棉胎的两角，套清洁被套。或"S"形套被套法	8	取出棉胎方法错误扣3分，套被套方法错误扣3分，过多暴露患者扣2分，棉胎接触污染被套外面扣1分	
	12. 撤出污染被套放入污衣袋内，清洁被套向下逐层拉平，系带	4	未撤出污染被套或撤污染被套方法错误各扣1分，未放污物袋内扣1分，上下层未拉平各扣1分，漏系一组带扣1分	
	13. 将两侧盖被折成被筒，被尾向下折叠与床尾齐	8	一侧中线偏离超过2 cm扣1分，一边未齐床边扣1分，未盖严扣1分，被尾不平整或折法错误扣1分	
	14. 更换枕套，拍松枕头，置于患者头下，开口背门	4	未更换枕套扣4分，未拍松扣1分，拍枕位置不当扣1分，放置错误扣1分	
	14. 口述：酌情支起床头、床尾支架	1	未口述扣1分	
	15. 协助患者取舒适卧位，还原床旁桌、床尾椅，清理用物。	3	一项未做扣1分	
	16.（口述：开窗通风换气），洗手	2	未口述扣1分，未洗手扣1分	
终末质量评价	1. 动作熟练优美，操作规范	2	不符合要求酌情扣1~2分	
	2. 床铺平、整、紧、美观	1	一项不符合要求扣0.5分	
	3. 操作程序符合标准，符合节力原则	2	程序颠倒一次扣1分，不符合节力原则扣1分	
	4. 进行护患沟通，注意保护患者隐私，体现人文关怀	2	一项不符合要求扣1分	
	5. 操作用时不超过10 min（操作过程第2~16项为计时部分）	3	每超时30 s扣1分	

（王　蕾　徐亚君）

项目六
口腔护理

一、教学重点

(一)操作目的

1. 保持口腔清洁、湿润、舒适,预防口腔感染等并发症。

2. 去除口腔异味、牙垢,增进食欲。

3. 观察口腔黏膜、舌苔变化及有无特殊口腔气味,提供病情变化信息。

(二)相关知识点

1. 常用漱口溶液及作用　生理盐水:清洁口腔、预防感染;朵贝尔溶液:除臭抑菌;1% ~ 3%过氧化氢溶液:抗菌除臭,用于口腔溃烂、组织坏死者;2% ~ 3%硼酸溶液:抑菌;1% ~ 4%碳酸氢钠溶液:用于真菌感染;0.02%呋喃西林溶液:广谱抗菌;0.1%醋酸溶液:用于铜绿假单胞菌感染;0.08%甲硝唑溶液:用于厌氧菌感染。

2. 口腔护理擦拭顺序　左外侧面→右外侧面→左上内侧面→左上咬合面→左下内侧面 →左下咬合面→左侧颊部→右上内侧面→右上咬合面→右下内侧面→右下咬合面→右侧颊 部→硬腭→舌面→舌下。

3. 擦洗时动作要轻柔,避免损伤口腔黏膜和牙龈,尤其是凝血功能障碍者。

4. 昏迷患者禁忌漱口;用开口器时,应从磨牙放入,注意用力不可过猛,擦洗时棉球不可 过湿,以防患者吸入呼吸道;每次夹紧一个棉球,防止遗落口腔内。

5. 传染病患者使用后用物按消毒隔离原则处理。

6. 对长期使用抗生素或激素的患者,应观察有无真菌感染。

(三)操作准备

1. 护士准备　操作前洗手,戴口罩。

2. 患者准备　了解口腔护理的目的及配合方法。

3.用物准备　记录本、治疗盘、治疗碗(内盛漱口溶液浸湿的棉球不少于16个、弯血管钳、镊子、压舌板)、漱口水及吸管、液体石蜡、棉签、治疗巾、手电筒、弯盘。如有口腔感染,另备冰硼散、西瓜霜喷剂等药物。

4.环境准备　病室安静、整洁,光线充足。

(四)评估内容

1.患者对口腔护理的认识和对口腔卫生保健知识的认知程度。

2.患者病情、意识状态、自理能力及合作程度。

3.患者口腔状况。

4.漱口液是否按病情准备。

(五)操作流程及操作要点

1.备齐用物推至床旁,放在便于操作处(图6-1)。

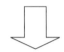

2.核对床号、姓名,向患者解释。

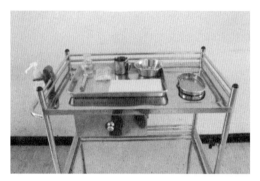

图6-1　操作用物

3.安置体位,铺巾置盘(图6-2)(协助患者侧卧或仰卧,头侧向护士,铺治疗巾于患者颌下,弯盘至口角旁)。

4.湿润口唇,观察口腔(图6-3)(对长期使用抗生素或激素的患者,应观察有无真菌感染)。

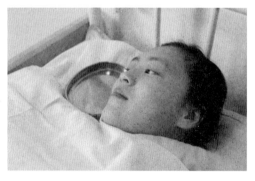

图6-2　铺巾置盘

5.协助患者漱口。

6.擦拭牙齿外侧面(图6-4)(先左后右,由内向外,纵向擦至切牙,每个部位一个棉球)。

7.擦拭左侧(图6-5)(依次擦拭左上内侧面、左上咬合面、左下内侧面、左下咬合面、左侧

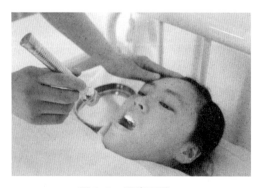

图6-3　观察口腔

颊部,由内向外纵向擦拭)。

8. 同法擦拭右侧。

9. 擦洗硬腭、舌面及舌下(图6-6)(由内向外横向擦拭)。

10. 协助患者漱口。

11. 口腔有病变者酌情涂药,口唇涂石蜡油。

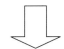

12. 撤去弯盘治疗巾。

13. 洗手,记录。

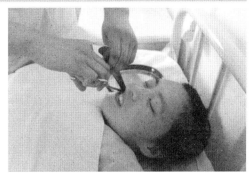

图6-4　擦拭外侧面

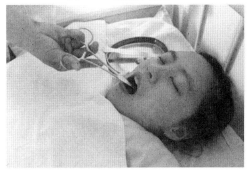

图6-5　擦拭内侧面

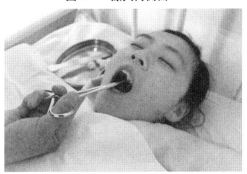

图6-6　擦拭硬腭

二、实训指导

【临床案例】

王女士,60岁,败血症,给予广谱抗生素治疗。评估发现患者右侧颊部口腔黏膜破溃,创面附有白色膜状物,用棉签拭去附着物,可见轻微出血。

【操作评估】

分析案例发现患者由于使用抗生素治疗,体质差,现在出现口腔黏膜有白色膜状物覆盖的破溃面,说明患者已经出现口腔的真菌感染。

【用物准备】

记录本、治疗盘、治疗碗(内盛漱口溶液浸湿的棉球不少于 16 个、弯血管钳、镊子、压舌板)、漱口水及吸管、液体石蜡、棉签、治疗巾、手电筒、弯盘。根据病情选择 1% ~4% 的碳酸氢钠溶液作为漱口液。另备冰硼散、西瓜霜等外用药。

【操作流程及交流用语参考】

1. 护士准备完毕。

2. 备齐用物推至床旁,放在便于操作处。

> 请问您是2床王××吗？王奶奶您好，由于您现在口腔出现了真菌感染，为了让您尽早恢复，我现在要帮您进行口腔护理，请您配合我一下好吗？

3. 核对床号、姓名,向患者解释。

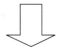

4. 安置体位,铺巾置盘。

> 请侧一下头。张开嘴，我看一下您的口腔。

5. 湿润口唇,观察口腔。

7. 协助患者漱口。

> 我帮您漱漱口，把水吐在这个盘子里。

8. 擦拭牙齿外侧面。

> 请您咬住上下牙齿。

9. 依次擦拭左上内侧面、左上咬合面、左下内侧面、左下咬合面、左侧颊部。

> 好了，再张开嘴，我要给您擦牙齿里面了。

10. 同法擦拭右侧。

11. 擦洗硬腭、舌面及舌下。

12. 协助患者漱口。

> 现在我帮您上点药，请把嘴张开。

13. 酌情涂药，口唇涂液体石蜡。

> 王奶奶，我已经给您做完口腔护理了，您现在感觉好点了吗？您还有什么需要吗？您休息吧，有事可以按这个呼叫器，我会随时过来看您。

14. 撤去弯盘治疗巾。

15. 洗手，记录。

【交流用语范例】

（一）核对、解释用语

1. 请问您是2床的王××吧？我看一下您的腕带好吗？您现在口腔里是不是有一些不舒服？那是因为有真菌感染。现在我帮您擦洗一下，就会舒服一些。请您配合我好吗？

2. 您的床号是2床，您是叫王××吗？我看一下您的腕带。王奶奶，你说嘴里有些不舒服是吧？我现在帮您看一下，再给您擦洗擦洗，就会感觉好点了。请配合我一下，好吗？

（二）操作中指导与交流

1. 我帮您喝点水漱漱口。

2. 现在要给您擦拭口腔里面，请张开嘴，可能有点凉。

（三）操作后嘱咐

1. 已经帮您擦洗好了，感觉好些了吗？现在还有什么需要吗？那您好好休息，有什么需要可以随时叫我。

2. 现在擦洗完了，还有什么不舒服的吗？您好好休息吧，我一会儿再来看您。您也可以随时按呼叫器叫我。

三、评分标准

	操作标准	分值	扣分细则	得分
素质评价	1. 语言清晰、流利,普通话标准	2	一项不符合要求扣1分	
	2. 行为举止规范、大方、优雅	3	不符合要求酌情扣分	
	3. 着装规范,符合护士仪表礼仪	3	服装、鞋帽一项不符合要求扣1分	
准备质量评价	1. 物品备齐,放置有序	2	物品少一样扣1分,放置无序扣1分	
	2. 操作前评估患者	2	未评估患者扣2分,评估与病情不符扣1分	
	3. 洗手,戴口罩	3	一项未做扣1.5分,洗手动作一步不规范扣0.2分	
操作过程质量评价	1. 备齐用物推至床旁,放在便于操作处	2	放置位置不方便操作扣1分	
	2. 核对床号、姓名,向患者解释	3	一项未做扣1分	
	3. 协助患者侧卧或平卧,头偏向护士	2	未协助患者扣1分	
	4. 铺治疗巾于患者颔下,放置弯盘于患者口角旁	4	一项未做扣2分,方法不正确扣1分	
	5. 湿润口唇	2	未做扣2分	
	6. 观察口腔	4	未做扣2分	
	7. 协助患者漱口	2	未做扣4分,观察不到位扣1分	
	8. 依次擦拭牙齿左、右外侧面	8	未做扣2分,漱口液污染枕头扣1分	
	9. 依次擦拭牙齿左上内侧面、左上咬合面、左下内侧面、左下咬合面、左侧颊部	12	一处漏擦扣2分,方法不正确扣2分	
	10. 同法擦拭右侧牙齿	12	一处漏擦扣2分,方法一次不正确扣1分,顺序颠倒一次扣2分	
	11. 擦拭硬腭、舌面、舌下	6	一处漏擦扣2分,方法一次不正确扣1分	
	12. 再次漱口,擦净口角水渍	6	一项未做扣2分,漱口水污染枕头扣1分	
	13. 口述:口腔有病变者酌情用药	2	未口述扣1分	
	14. 口唇干裂涂液体石蜡	2	未做扣2分	
	15. 撤去弯盘及治疗巾	2	一项未做扣1分	
	16. 协助患者取舒适卧位,整理床单位	4	一项未做扣2分	
	17. 洗手、记录	2	一项未做扣1分	
终末质量评价	1. 操作前、中、后和患者保持良好沟通	4	不符合要求酌情扣1~2分	
	2. 关心患者,动作轻柔	2	不符合要求酌情扣分	
	3. 动作熟练、规范	2	不符合要求酌情扣分	
	4. 操作用时不超过8 min (操作过程第2~17项为计时部分)	2	每超时30 s扣1分	

(梁　林　张玲珂)

项目七

梳头法

一、教学重点

(一) 操作目的

1. 维持患者头发整齐清洁,增进美观,促进舒适及维护自尊。

2. 去除头皮屑和污物,防止头发损伤,减少头发异味,减少感染。

3. 刺激局部血液循环,促进头发的代谢和健康。

(二) 相关知识点

1. 遵循节力、安全的原则。

2. 根据患者的病情、意识、生活自理能力及个人卫生习惯,选择梳头的时间。

3. 操作过程中,要与患者沟通了解需求,密切观察患者病情,发现异常及时处理。

4. 梳头时避免强行梳拉,以免造成患者不适或疼痛。

5. 协助患者取舒适卧位,嘱患者若有不适告知护士。

6. 尊重个人的习惯,尽可能满足个人要求。

7. 保持床单位清洁、整齐。

(三) 操作准备

1. 护士准备　衣帽整齐,洗手,戴口罩。

2. 患者准备　了解梳头的目的及方法,准备自己喜爱的发夹。

3. 用物准备　治疗盘、一次性治疗巾、梳子、30％乙醇适量、纸袋,必要时备发夹和橡皮筋。

4. 环境准备　病室整洁、明亮,必要时关闭门窗,调节室温。

(四) 评估内容

1. 物品是否齐全、完好、有效。

2.环境是否符合要求。

3.患者的病情、治疗情况、心理状态、头发整洁程度等。

（五）操作流程及操作要点

1.护士准备完毕。

2.备齐用物推至床旁,放在便于操作处(图7-1)。

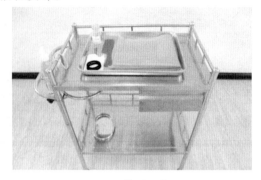

图7-1　梳头用物

3.核对床号、姓名,向患者解释。

4.取舒适体位,铺一次性治疗巾于枕头上或肩上(图7-2)(卧位时头偏向一侧或取坐位)。

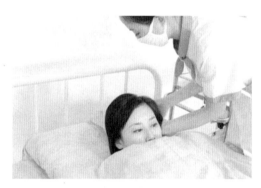

图7-2　铺治疗巾

5.将头发从中间梳向两边。

6.一手握住一股头发,由发梢逐渐梳至发根(图7-3)。

7.长发或遇有打结,可将头发绕在示指上,慢慢梳理。

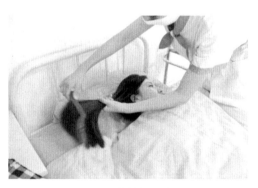

图7-3　由发梢梳至发根

8.如头发已纠结成团,可用30%乙醇湿润后再小心梳顺。

9.同法梳理另一侧。

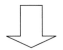

10. 根据患者需要编辫或扎成束(图7-4)。

11. 将脱落头发置于纸袋中。

12. 撤下治疗巾。

13. 协助患者取舒适卧位,整理床单位。

14. 清理用物,洗手。

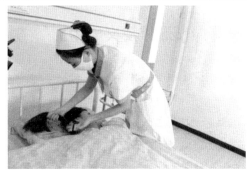

图7-4 梳后扎成束

二、实训指导

【临床案例】

内科病区1病室,3床,黄×,女,52岁,中学教师,一个月前出现头痛、眩晕、耳鸣、半身不遂、说话不清、恶心、呕吐等症状,于10天前来院就诊,经检查诊断为脑梗死收入院,入院后给予抗凝、扩血管等治疗。目前患者神志清,精神差,齐肩卷发,右侧肢体瘫痪不能自理。现体温36.5℃,脉搏88次/min,呼吸20次/min,血压130/80 mmHg。

【操作评估】

根据以上案例分析,患者为非传染性疾病,已卧床多日,生活不能自理,梳头的目的是为了维持头发整齐清洁,维护自尊及去除头皮屑和污物,减少感染的机会;操作前评估患者情况包括病情、治疗情况、心理状态、头发整洁程度等。

【用物准备】

治疗盘内备一次性治疗巾、梳子、30%乙醇适量、纸袋,必要时备发夹和橡皮筋。

【操作流程及交流用语参考】

1. 护士准备完毕。

  3床黄灿老师，您好,由于您长期卧床,为了使您更舒适些，今天来帮您梳头发，好吗?

2. 备齐用物推至床旁,放在便于操作处。

3. 核对床号、姓名,向患者解释。

4. 取舒适体位(卧位时头偏向一侧或取坐位),铺一次性治疗巾于枕头上或肩上。

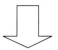

  黄老师，您这样躺还舒服吧?请您把头偏向我这边,那我们开始了。

5. 将头发从中间梳向两边。

6. 一手握住一股头发,由发梢逐渐梳至发根。

  黄老师，我现在给您梳头了，如有不适请随时告诉我。

7. 长发或遇有打结,可将头发绕在示指上,慢慢梳理。

  黄老师，您的头发有些打结，我拿酒精给您湿润一下头发,这样头发就更易于梳理，好吗?

8. 如头发已纠结成团,可用30% 乙醇湿润后再小心梳顺。

9. 同法梳理另一侧。

10. 根据患者需要编辫或扎成束。

  黄老师，我帮您把头发扎起来吧，这样您会更精神一些。

11. 将脱落头发置于纸袋中。

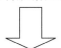

12. 撤下治疗巾。

　　黄灿老师，头发已经给您梳好了,看起来真精神，这样躺行吗？您休息吧，一会儿，我再来看您。如果需要帮助，请及时按呼叫器,谢谢您的配合。

13. 协助患者取舒适卧位,整理床单位。

14. 清理用物,洗手。

【交流用语范例】

(一)核对、解释用语

1. 请问您是 3 床的黄×老师吧？我看一下您的腕带好吗？现在给您梳头好吗？

2. 黄老师,您好,由于您长期卧床,为了使您更舒适些,我来帮您梳梳头发,好吗？

(二)操作中指导与交流

1. 这样的体位舒适吗？那我们开始了。

2. 黄老师,现在给您梳头了,我会轻一点,请您不要紧张。

3. 黄老师,您这样躺还舒服吧？请您把头偏向我这边,好吗？

4. 黄老师,您的头发有些打结,我拿酒精给您湿润一下头发,这样您的头发就更易于梳理,好吗？

5. 黄老师,我帮您把头发扎起来吧,这样您会更精神一些。

(三)操作后嘱咐

1. 头发梳好了,如果需要帮助,请按呼叫器,我会随时来看您,谢谢您的配合。

2. 黄老师,头发已经扎好了,是不是感觉舒适一些呢？这样躺行吗？您休息吧,一会儿我再来看您。

3. 黄老师,头发已经扎好了,看起来真精神,这样躺行吗？您休息吧,一会儿我再来看您。

4. 黄×老师,头发已经给您梳好了,看起来真精神,这样躺行吗？您休息吧,一会儿我再来看您。如果需要帮助,请及时按呼叫器,谢谢您的配合。

三、评分标准

	操作标准	分值	扣分细则	得分
素质评价	1. 着装符合要求	2	一项不符合要求扣1分	
	2. 行为举止规范、大方、优雅	3	不符合要求酌情扣分	
准备质量评价	1. 物品备齐，放置有序	3	物品少一样扣1分，放置无序扣1分	
	2. 操作前评估患者	5	未评估患者扣2分，评估与病情不符扣1分	
	3. 评估环境	2	未评估扣1分	
	4. 洗手，戴口罩	5	一项未做扣1分，洗手动作一步不规范扣0.5分	
操作过程质量评价	1. 备齐用物推至床旁，放在便于操作处	2	放置位置不方便操作扣1分	
	2. 核对床号、姓名，向患者解释	6	一项未做扣2分，解释不到位扣1分	
	3. 卧床患者铺治疗巾于枕头上，协助患者头偏向一侧。对可坐起的患者，协助患者坐起，铺治疗巾于肩上	6	未协助患者摆体位扣2分，体位不舒适扣2分，治疗巾铺盖不严密扣2分	
	4. 将头发从中间梳向两边，左手握住一股头发，由发梢梳至发根	7	方法不正确扣2分，梳发过程中患者有疼痛感扣1分	
	5. 长发如有打结，可将头发绕在示指上，慢慢梳理；如头发已纠结成团，可用30%酒精湿润后小心梳顺	10	方法不正确扣2分，未梳理通顺扣2分	
	6. 同法梳理另一侧	10	方法不正确扣2分，未梳理顺畅扣2分	
	7. 根据患者需要编辫或扎成束	8	方法不正确扣2分	
	8. 将脱落头发置于纸袋中，撤下治疗巾	6	一项未做扣2分	
	9. 协助患者取舒适卧位，整理床单位	8	一项未做扣4分，床铺不整齐扣1分	
	10. 清理用物，洗手	2	一项未做扣1分	
终末质量评价	1. 动作轻柔，节力	3	不符合要求酌情扣1~2分	
	2. 床单位整洁	3	一项不符合要求扣0.5分	
	3. 患者清洁、舒适	4	一项不符合要求扣0.5分	
	4. 操作用时不超过10 min（操作过程第2~10项为计时部分）	5	每超时30 s扣1分	

（郭素梅　赵春玲）

项目八

床上洗头法

一、教学重点

(一)操作目的

1. 维持患者头发整齐清洁,增进美观,感觉舒适,维护自尊。

2. 去除头皮屑和污垢,减少头发异味,使患者的头皮、头发清洁,预防头皮感染。

3. 按摩头皮,刺激头部的血液循环,促进头发的生长和代谢。

(二)相关知识点

1. 遵循标准预防、节力、安全的原则。

2. 根据患者的病情、意识、生活自理能力及个人卫生习惯、头发的清洁度,选择时间进行床上洗头。

3. 掌握室温和水温,避免患者着凉和烫伤。

4. 选择合适的体位,防止水流入患者眼及耳内,保护衣领和床单不被水沾湿。

5. 操作过程中,随时与患者交流,观察病情变化,如有异常及时停止操作。

6. 洗发时,用指腹揉搓头皮和头发,力量适中,避免造成头皮抓伤或疼痛。

7. 注意保护伤口和各种管道。

8. 清洗后,及时擦干或吹干头发,防止患者受凉。

9. 病情危重,身体虚弱的患者不宜洗头。

(三)操作准备

1. 护士准备 衣帽整齐,修剪指甲,洗手,戴口罩。

2. 患者准备 了解洗头的目的及方法,准备适宜的洗发剂,洗发前先排便。

3. 用物准备

(1)治疗车上层 治疗盘、垫巾、大毛巾、橡胶单、毛巾、洗发剂、电吹风、量杯、洗头盆、纱布、棉球、梳子、卫生纸、洗手液。

（2）治疗车下层　弯盘、水壶（内盛 40～45 ℃热水）、污水桶。

4. 环境准备　病室清洁、整洁、明亮，必要时关闭门窗，调节室温。

（四）评估内容

1. 物品是否齐全、完好、有效。

2. 环境是否符合要求。

3. 患者的病情、治疗情况、生活自理能力、个人卫生习惯，头发的清洁度、心理状态等。

（五）操作流程及操作要点

1. 护士准备完毕。

2. 备齐用物推至床旁，放在便于操作处（图 8-1）。

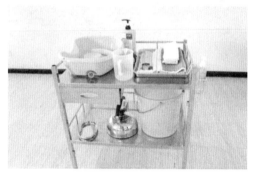

图 8-1　洗头用物

3. 核对床号、姓名，向患者解释。

4. 协助患者仰卧于床沿近侧。

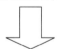

5. 松开衣领向内反折，将毛巾围于颈部。

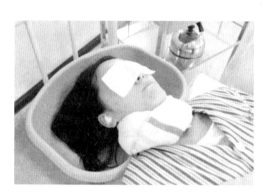

图 8-2　塞耳盖眼

6. 铺橡胶单及大毛巾于枕上，并移至患者肩下，在床头铺垫巾。

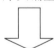

7. 将洗头盆（洗头车）置于患者后项部，连接污水桶，用棉球塞紧双耳，眼罩或纱布遮盖双眼（图 8-2）。

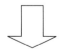

8. 测试水温，湿润头发（图 8-3）。

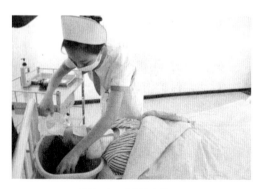

图 8-3　湿润头发

9.将洗发剂均匀涂遍头发。

10.用手指指腹揉搓头发和头皮(图8-4)。

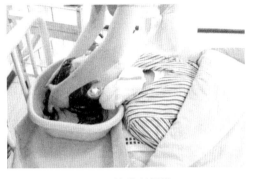

图8-4 洗发剂揉搓

11.清水冲净头发。

12.取下眼罩(纱布)和耳内的棉球。

13.撤下颈部毛巾,擦拭头发。

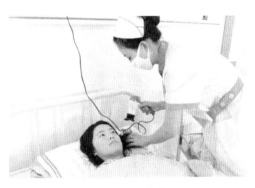

图8-5 吹干头发

14.撤去洗头盆(车)及垫巾。

15.枕头移至头下,擦干或吹干头发(图8-5)。

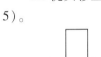

16.撤去枕头上的橡胶单及浴巾。

17.梳理成患者习惯的发式。

18.将梳理脱落的头发放于纸袋中。

19.协助患者取舒适卧位,整理床单位,交代注意事项。

20.清理用物,洗手。

二、实训指导

【临床案例】

骨科病房 1 病室,2 床,乔×,女,70 岁,退休干部,半个月前不慎摔倒,右侧髋部疼痛,不能站立,立即来院就诊。经检查诊断为右侧股骨颈骨折。入院后完善相关检查,行手术治疗。目前患者手术后 2 周,神志清,精神好,体温 36 ℃,脉搏 80 次/min,呼吸 20 次/min,血压 120/70 mmHg。

【操作评估】

根据以上案例分析,患者手术后已卧床多日,生活不能完全自理,病情稳定,头发有点黏,需要给予床上洗头。洗头的目的是为了维持头发整齐清洁,维护自尊及去除头皮屑和污物,减少感染的机会;操作前评估患者情况包括病情、治疗情况、心理状态、头发整洁程度等。

【用物准备】

1.治疗车上层　治疗盘、垫巾、大毛巾、橡胶单、毛巾、洗发剂、电吹风、量杯、洗头盆、纱布、棉球、梳子、卫生纸、洗手液。
2.治疗车下层　弯盘、水壶(内盛 40~45 ℃热水)、污水桶。

【操作流程及交流用语参考】

1.护士准备完毕。

　　2床乔×,对吗?您好!您手术已经半个月了,恢复得非常好,您的头发有点发黏,感觉很难受,是吗?一会儿,我给您洗洗头,会舒服一些,请您做好准备。

2.备齐用物推至床旁,放在便于操作处。

　　乔阿姨,这样躺着行吗?那我们开始了。

3.核对床号、姓名,向患者解释。

4. 协助患者仰卧于床沿近侧。

> 乔阿姨，把头抬一下，我给您垫上毛巾，避免一会儿弄湿床铺。

5. 松开衣领向内反折，将毛巾围于脖颈。

> 可以闭上眼睛，我给您盖上，小心水溅到眼睛里。

6. 铺橡胶单及大毛巾于枕上，并移至患者肩下，在床头铺垫巾。

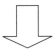

7. 将洗头车(洗头盆)置于患者后项部，连接污水桶，用棉球塞紧双耳，眼罩或纱布遮盖双眼。

8. 测试水温，湿润头发。

> 乔阿姨，现在要给您洗头了，水温可以吗？有什么不舒服请告诉我。

9. 将洗发剂均匀涂遍头发。

10. 用手指指腹揉搓头发和头皮。

> 乔阿姨，我给您按摩一下头皮，不仅会很舒服，还可以刺激头部的血液循环，促进头发的生长和代谢。

11. 清水冲净头发。

12. 取下眼罩(纱布)和耳内的棉球。

13. 撤下颈部毛巾，擦拭头发。

> 乔阿姨，头发已经洗干净了，来，咱们擦一擦头发上的水，以免沾湿衣服和被服。

14. 撤去洗头车(盆)及垫巾。

15. 枕头移至头下,擦干或吹干头发。

乔阿姨,我把头发给您吹干,防止您着凉。

16. 撤去枕头上的橡胶单及浴巾。

乔阿姨,您喜欢什么样的发型,我给您梳一下,好了,这个发型真漂亮,显得非常有精神。

17. 梳理成患者习惯的发式。

18. 将梳理脱落的头发放于纸袋中。

19. 协助患者取舒适卧位,整理床单位,交代注意事项。

乔阿姨,头发已经为您整理好了,半个小时内请您不要打开门窗,防止受凉感冒,如果有什么需要,请及时告诉我。今天您配合得很好,谢谢您!

20. 清理用物,洗手。

【交流用语范例】

(一)核对、解释用语

1. 请问您是 2 床的乔×吧? 我看一下您的腕带好吗? 现在给您洗头好吗?

2. 您是 2 床的乔×,对吗? 您好,由于你长期卧床,为了使您更舒适些,今天来帮您洗头发,好吗?

3. 2 床乔×,对吗? 您好! 您手术已经半个月了,恢复得非常好,为了使您更舒适些,今天来帮您洗洗头发,请您做好准备。

4. 2 床乔×,对吗? 您好! 您手术已经半个月了,恢复得非常好,您的头发有点发黏,感觉很难受,是吗? 一会儿我给您洗洗头,会非常舒服一些,请您做好准备。

(二)操作中指导与交流

1. 乔阿姨,这样躺着行吗? 那我们开始了。

2. 乔阿姨,现在给您洗头了,我会轻一点,请您不要紧张。

3. 乔阿姨,现在要给您洗头了,水温可以吗? 有什么不舒服请告诉我。

4.乔阿姨,我给您按摩一下头皮,不仅会很舒服,还可以刺激头部的血液循环,促进头发的生长和代谢。

5.乔阿姨,头发已经洗干净了,来,咱们擦一擦头发上的水,以免沾湿衣服和被服。

6.乔阿姨,我把头发给您吹干,防止您着凉。

7.乔阿姨,您喜欢什么样的发型,我给您梳一下。好了,这个发型真漂亮,显得非常有精神。

(三)操作后嘱咐

1.2床乔×,乔阿姨,头发已经洗好了,如果需要帮助,请按呼叫器,我会随时来看您,谢谢您的配合。

2.2床乔×,乔阿姨,头发已经为您整理好了,半个小时内请您不要打开门窗,防止受凉感冒,如果有什么需要,请及时告诉我。今天您配合得很好,谢谢您!

3.乔阿姨,头发已经扎好了,看起来真精神,这样躺行吗? 您休息吧,一会儿我再来看您。如果需要帮助,请及时按呼叫器,谢谢您的配合。

三、评分标准

	操作标准	分值	扣分细则	得分
素质评价	1.着装符合要求 2.行为举止规范、大方、优雅	2 3	一项不符合要求扣1分 不符合要求酌情扣分	
准备质量评价	1.物品备齐,放置有序 2.操作前评估患者 3.环境整洁、温度适宜 4.修剪指甲、洗手、戴口罩	3 2 2 3	物品少一样扣1分,放置无序扣1分 未评估患者扣2分,评估与病情不符扣1分 未评估扣1分 一项未做扣1分,洗手动作一步不规范扣1分	
操作过程质量评价	1.将备齐的用物推至床旁,放在便于操作处 2.核对床号、姓名,向患者解释 3.协助患者仰卧于床沿近侧,松开衣领向内反折,将毛巾围于脖颈 4.铺橡胶单及大毛巾于枕上,并移至患者肩下,在床头铺垫巾 5.将洗头盆(洗头车)置于患者后颈部,连接污水桶,用棉球塞紧双耳,眼罩遮盖双眼 6.测试水温,湿润头发 7.将洗发剂倒在手上,两手合起揉搓均匀涂抹头发,用手指指腹揉搓头发和头皮 8.清水冲净头发 9.取下眼罩和耳内的棉球 10.撤下颈部毛巾,包住头发并擦拭 11.撤去洗头盆(车) 12.枕头移至头下,用浴巾擦干头发,并用吹风机吹干,撤去枕头上的橡胶单及浴巾 13.梳理成患者习惯的发式 14.协助患者取舒适卧位,整理床单位,交代注意事项 15.清理用物,洗手	2 3 6 6 8 8 8 6 4 6 6 5 2 3 2	放置位置不方便操作扣1分 一项未做扣1分 一项未做扣2分 一项未做扣2分 一项未做扣2分 一项未做扣4分 未做扣8分,洗发剂量过少扣2分,方法不正确扣2分 方法不正确扣2分 一项未做扣2分 一项未做扣3分 未做扣6分 一项未做扣1分 未做不得分,未沟通扣1分 一项未做扣1分 一项未做扣1分	
终末质量评价	1.动作轻柔、节力、技术熟练 2.床单位整洁 3.患者清洁、舒适 4.操作用时不超过20 min (操作过程第2～15项为计时部分)	3 2 2 3	不符合要求酌情扣分 一项不符合要求扣1分 一项不符合要求扣1分 每超时30 s扣1分	

(郭素梅 梁 林)

项目九

褥疮护理

一、教学重点

(一)操作目的

1.减轻局部压力,促进血液循环,预防褥疮的发生。

2.提高患者的舒适度。

(二)相关知识点

1.容易发生褥疮的高危人群有:昏迷、瘫痪患者,老年患者,肥胖患者,身体瘦弱、营养不良患者,水肿患者,疼痛患者,石膏、夹板、牵引固定患者,大小便失禁患者,发热患者,使用镇静剂患者。

2.患者翻身的时间一般为2 h一次,每次翻身要填写翻身记录卡,内容包括:时间、卧位、皮肤受压情况、执行者。

3.按摩背部应选用50%乙醇,力量要由轻至重再由重至轻,按摩时间为3~5 min。

4.为预防褥疮发生,应做到"六勤"、"一严",即:勤观察、勤翻身、勤擦洗、勤按摩、勤整理、勤更换,严格交班。

(三)操作准备

1.护士准备　衣帽整齐,洗手,戴口罩。

2.患者准备　了解翻身及按摩的重要性,做好配合翻身的准备。

3.用物准备

(1)治疗车上层　软枕3个、洗手液,治疗盘内放50%乙醇、大毛巾、小毛巾、治疗碗。

(2)治疗车下层　弯盘、热水壶。

4.环境准备　病室清洁,酌情关闭门窗。

（四）评估内容

1. 患者全身状态、活动能力及是否为高危人群。

2. 局部皮肤受压情况。

3. 病室环境是否安静、整洁、舒适、安全。

（五）操作流程及操作要点

1. 护士准备完毕。

2. 用物备齐推至床旁，放在便于操作处（图 9-1）。

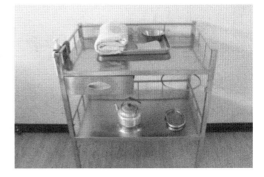

图 9-1　褥疮护理用物

3. 核对床号、姓名，向患者解释。

4. 酌情关闭门窗（口述）。

5. 移开床旁桌椅，松开床尾盖被（床旁桌距床头 20 cm）。

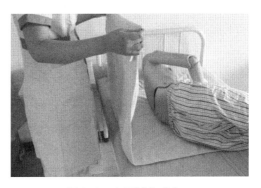

图 9-2　身下铺大毛巾

6. 协助患者翻身，背向护士。

7. 在患者身下铺大毛巾，检查皮肤受压情况（图 9-2）。

8. 用小毛巾蘸热水擦洗背部（边擦洗边按摩）。

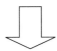

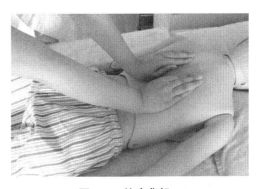

图 9-3　按摩背部

9. 取 50% 乙醇按摩患者背部（图 9-3）（以手掌大、小鱼际按摩，从骶尾部开始沿脊柱两旁向上按摩至肩部，然后转向下回骶尾部，环形按摩数次,再用拇指指腹由骶尾部沿脊柱按摩至第7颈椎处)。

10.取50%乙醇按摩患者骨隆突处(图9-4)(按摩重点为左、右肩胛部→左、右髂部→骶尾部,由外向内呈向心方向按摩)。

11.盖好盖被,撤去大毛巾。

12.清扫床铺(先近侧后对侧,清扫顺序为中单、橡胶单、大单)。

13.协助取舒适卧位,在患者背部、胸腹部和两膝间垫软枕(图9-5)。

14.整理床单位,移回床旁桌椅,开窗通风。

15.记录翻身时间、体位及皮肤受压情况,洗手。

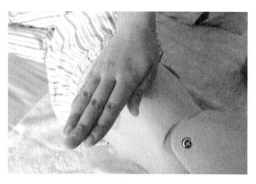

图9-4　按摩骨隆突处

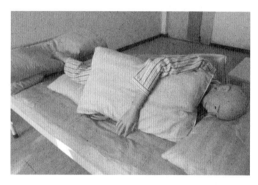

图9-5　放置软枕

二、实训指导

【临床案例】

内科病区5病室,7床,李先生,因高血压入院治疗,心功能Ⅲ级,患者体重80 kg,遵医嘱卧床休息。此患者属易发生褥疮的高危人群,为避免褥疮发生,需采取措施预防。

【操作评估】

此患者为年老、体重患者,由于心功能不好,需长期卧床休息,这些都是褥疮发生的诱因,所以应对患者进行有效的预防褥疮的护理。

【用物准备】

1. 治疗车上层 软枕 3 个、洗手液,治疗盘内放 50% 乙醇、大毛巾、小毛巾、治疗碗。
2. 治疗车下层 弯盘、热水壶。

【操作流程及交流用语参考】

1. 护士准备完毕。

您是7床李××先生吧, 为了让您躺得更加舒适, 预防褥疮的发生, 我要帮您翻个身, 同时帮您按摩一下, 好吗?

2. 用物备齐推至床旁,放在便于操作处。

3. 核对床号、姓名,向患者解释。

4. 酌情关闭门窗(口述)。

5. 移开床旁桌椅,松开床尾盖被。

李先生, 请把手放在胸前, 我帮您翻身, 您可以用手扶着床沿, 要小心啊。

6. 协助患者翻身,背向护士。

7. 在患者身下铺大毛巾,检查皮肤受压情况。

我现在给您擦洗一下背部, 一会儿再给您按摩, 这样不仅可以清洁背部, 还能促进背部的血液循环, 可以有效预防褥疮的发生。

8. 用小毛巾蘸热水擦洗背部。

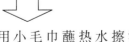

9. 取 50% 乙醇按摩患者背部。

10. 取 50% 乙醇按摩患者骨隆突处。

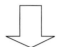

11. 盖好盖被,撤去大毛巾。

> 李先生,您这样躺着还舒服吧,您自己平时要注意床铺的清洁和干燥,勤换洗衣物,同时增加营养。我先去工作了,一会儿我会再来看您。

12. 清扫床铺。

13. 协助取舒适卧位,在患者背部、胸腹部和两膝间垫软枕。

14. 整理床单位,移回床旁桌椅,开窗通风。

15. 记录翻身时间、体位及皮肤受压情况,洗手。

【交流用语规范】

(一)核对、解释用语

1. 您是 7 床李××先生吧,由于您体型偏胖再加上疾病需要卧床,这样很容易发生褥疮,我现在需要协助您翻翻身,这样能有效解除您身体的受压情况,希望您配合一下好吗?

2. 您好,您是李××先生吧,您的床号是 7 吧,和您腕带上的信息一样。您这样躺了很久是不是肢体都有些麻木了,我来帮您翻个身,顺便看看您皮肤的受压情况,再给您按摩一下,促进全身的血液循环。

(二)操作中指导与交流

1. 我现在协助您翻身,您自己要小心,可以用手扶着床沿。我检查一下您的皮肤,有些受压的地方有些红了,我帮您按摩一下。

2. 我来看一下您的皮肤,情况还不错,不过不能掉以轻心,一定要经常更换体位,这样才能有效预防褥疮的发生。

(三)操作后嘱咐

1. 为了防止褥疮的发生,我会经常来给您翻身,同时会为您做背部的护理。在病情允许的情况下您自己也要多活动,还要注意饮食,增加营养,多吃些高蛋白、高维生素的食物。

2. 您这样躺着还舒服吧,以后每两小时我会来帮您翻一次身,既可以了解您的皮肤受压情况又能给您按摩。平时您要注意个人卫生,保持床铺的清洁、干燥。同时注意补充营养,这样才能有效预防褥疮。

三、评分标准

	操作标准	分值	扣分细则	得分
素质评价	1. 语言清晰、流利,普通话标准 2. 行为举止规范、大方、优雅 3. 着装规范,符合护士仪表礼仪	2 3 3	一项不符合要求扣1分 不符合要求酌情扣分 服装、鞋帽一项不符合要求扣1分	
准备质量评价	1. 物品备齐,放置有序 2. 操作前评估患者 3. 评估环境 4. 洗手,戴口罩	2 2 1 2	物品少一样扣1分,放置无序扣1分 未评估患者扣2分,评估与病情不符扣1分 未评估扣1分 一项未做扣1分,洗手动作一步不规范扣0.2分	
操作过程质量评价	1. 备齐用物推至床旁,放在便于操作处 2. 核对床号、姓名,向患者解释 3. (口述)酌情关闭门窗 4. 移开床旁桌距床约20 cm,移开床尾椅至合适位置 5. 床头松开床尾盖被 6. 协助患者侧卧,背向护士,在患者身下铺大毛巾,检查皮肤受压情况 7. 将温水倒入盆中,将小毛巾蘸温水后缠在右手上,为患者擦洗背部(顺序为颈部→背部→臀部) 8. 取50%乙醇按摩全背(以手掌大、小鱼际按摩,从骶尾部开始沿脊柱两旁向上按摩至肩部,然后转向下回骶尾部,环形按摩数次,再用拇指指腹由骶尾部沿脊柱按摩至第7颈椎处) 9. 取50%乙醇按摩骨隆突处(按摩重点为左、右肩胛部→左、右髂部→骶尾部,方法为向心方向) 10. 整理衣服,盖好盖被,撤下大毛巾 11. 逐层清扫并整理近侧床铺(顺序为中单→橡胶单→大单) 12. 逐层清扫并整理对侧床铺 13. 分别在患者背部、胸腹部和两膝间垫软枕 14. 整理床单位 14. 移回床旁桌椅,开窗(口述:通风) 15. 记录翻身记录卡(时间、体位、皮肤受压情况、签名),洗手	1 2 1 2 2 6 10 10 10 3 7 7 4 3 3 4	放置位置不方便操作扣1分 一项未做扣1分 未口述扣1分 一项未做扣1分,距离过大或过小扣0.5分 未做扣2分,方法不当扣1分 方法不当扣2分,未铺毛巾扣2分,未检查皮肤扣1分 未注意保护患者扣2分,擦洗漏一处扣2分 手掌用力部位不对扣1分,按摩顺序错一次扣2分,按摩方法不当扣2分 手指用力部位不正确扣2分,按摩部位漏一处扣2分,按摩方法不正确扣2分 一项未做扣1分 一处未扫净扣2分,一层未拉平铺好扣2分,手法错误扣2分 扣分标准同上 一处未垫扣1分,位置不合适扣1分 被头空虚扣1分,暴露患者扣1分,未做扣3分 一项未移到位扣1分,未口述扣1分 记录漏一项扣1分,记录不准确扣1分,未洗手扣1分	

	操作标准	分值	扣分细则	得分
终末质量评价	1. 仪表端庄,行为优雅、大方	2	不符合要求酌情扣 1~2 分	
	2. 操作熟练、规范	3	一项不符合要求扣 0.5 分	
	3. 关心患者,操作前、中、后与患者沟通	2	未与患者交流一次扣 1 分	
	4. 操作用时不超过 10 min (操作过程第 2~15 项为计时部分)	3	每超时 30 s 扣 1 分	

(张玲珂 王 蕾)

项目十

无菌技术基本操作

一、教学重点

(一)操作目的

在医疗护理操作中防止一切微生物侵入人体和防止无菌物品、无菌区域被污染。

(二)相关知识点

1. 无菌技术操作原则

(1)操作环境应清洁、宽敞。操作前30 min应停止清扫,减少走动,避免尘埃飞扬。

(2)工作人员应修剪指甲并洗手,戴好口罩、帽子,必要时穿无菌衣,戴无菌手套。

(3)操作时应明确无菌区和非无菌区;无菌物品与非无菌物品应分开放置,并有明显标志。

(4)操作者应面向无菌区,身体与无菌区保持一定距离,手臂保持在腰部或台面以上,不可跨越无菌区,不可面对无菌区讲话、咳嗽、打喷嚏。

(5)取放无菌物品应使用无菌持物钳;无菌物品一经取出,即使未用,也不可再放回无菌容器。

(6)无菌操作中,用物疑有污染或已被污染,应予以更换并重新灭菌。

(7)一套无菌物品只供一位病人使用一次,防止交叉感染。

2. 无菌持物钳 存放于无菌罐中,每4~8 h更换一次。使用时,钳端闭合,垂直取出;使用后,钳端闭合,垂直放入。到远处取物时无菌罐和持物钳一同移至操作处。

3. 无菌容器 带盖的容器打开时盖的内面朝上,拿在手上或放于稳妥处。拿取无菌容器时应从底部托起,手不可触及容器边缘及内壁。无菌容器一经打开,有效期24 h。

4. 无菌包 灭菌后的无菌包在未被污染的情况下,有效期一般为7 d,一经打开,有效时间为24 h。检查无菌包时如发现潮湿、破损,即不能使用。操作时不可跨越无菌区。

5. 铺无菌盘 铺好的无菌盘有效时间为4 h。

6. 取用无菌溶液　打开前先核对标签,检查溶液质量,已打开的溶液,用于注射时,有效期为 2 h,外用时,有效期为 24 h。

7. 戴、脱无菌手套　戴手套时,应避免手套外面触及任何非无菌物品。如发现手套破损,应立即更换。戴手套后双手应保持在腰部以上,视线范围以内,避免污染。脱手套时应从手套口往下翻转脱下,不可强拉手指和手套边缘,以免损坏。

(三)操作准备

1. 护士准备　操作前洗手、戴口罩。

2. 用物准备　治疗盘、无菌持物钳、无菌溶液、无菌敷料缸、消毒液、棉签、无菌容器、无菌治疗巾包、无菌手套、无菌治疗碗、弯盘、记录卡、笔等。车下层放污物桶两个。

3. 环境准备　清洁、宽敞,操作前半小时停止清扫工作,减少走动。

(四)评估内容

1. 治疗项目所需物品是否备齐。

2. 环境是否符合准备要求,操作前半小时有无进行清扫工作,有无减少人员走动。

(五)操作流程及操作要点

1. 护士准备完毕。

2. 推车至操作台旁,按无菌原则将用物有序摆放在治疗台上(图 10-1)。

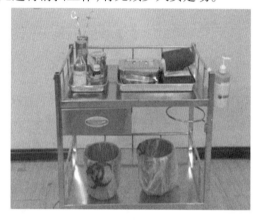

图 10-1　物品摆放

3. 检查并打开无菌治疗巾包,用无菌持物钳取出治疗巾(图 10-2)(钳端闭合,垂直取出、放入无菌罐,不可跨越无菌区)。

4. 剩余物品按原折痕包好,注明开包时间、签名。

5. 铺无菌盘(图 10-3)(将治疗巾双折铺于治疗盘内,上层扇开折叠,开口向外,不可跨越无菌区)。

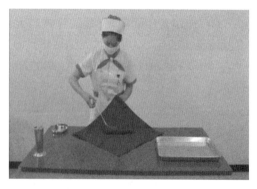

图 10-2　取治疗巾

6. 取无菌物品,放入无菌盘。

7.盖好无菌盘,注明铺盘时间、签名(图10-4)(治疗巾上下层边缘对齐,开口处向上反折两次,两侧分别向下反折一次)。

8.取出无菌碗,放于操作台上(按无菌用物一次全部取出法)。

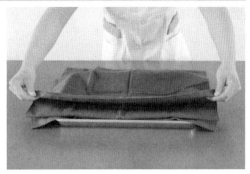

图10-3 铺无菌盘

9.检查并打开无菌溶液(核对名称、浓度、剂量、有效期,瓶盖有无松动,瓶身有无裂痕,溶液有无沉淀、浑浊、变色)。

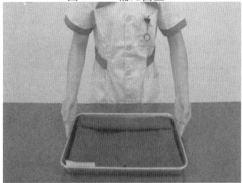

图10-4 折边填卡

10.冲洗瓶口,倒出所需溶液于无菌治疗碗内(图10-5)。

11.盖好瓶盖,注明开瓶时间并签名。

12.检查无菌手套的型号、有效期及包装是否潮湿、破损。

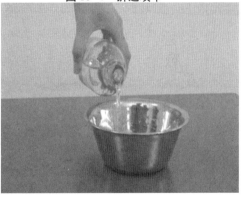

图10-5 倾倒溶液

13.取出手套内包放于操作台上。

14.打开内包,取出滑石粉涂于双手上(带粉的手套可免涂滑石粉)。

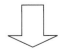

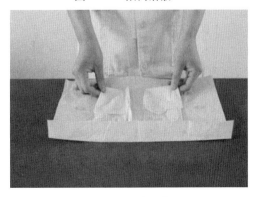

15.两手同时捏住两只手套反折面取出手

图10-6 取出手套

套(图10-6)。

16.将两只手套掌心相对,先戴一只手,再用已戴手套的手指插入另一只手套的反折内面,同法戴好(图10-7)(未戴手套的手只能接触手套的内侧面,已戴手套的手只能接触手套的外侧面)。

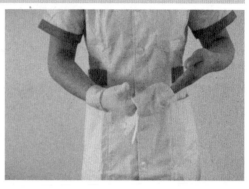

图10-7　戴第二只手套

17.调整手套,使之与手贴合。

18.检查手套无破损后开始操作。

19.脱去手套(图10-8)(一手捏住另一手套腕部外面,翻转脱下,再以脱下手套的手插入另一手套内面,将其翻转脱下)。

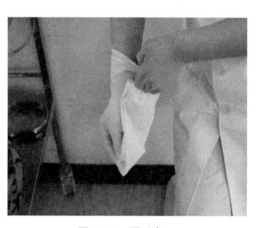

图10-8　脱手套

20.清理用物,洗手(将治疗台面上用物分类整理)。

二、实训指导

【临床案例】

张先生,44岁,3 d前骑车时摔伤,膝盖、肘部多处擦伤,在医院清创、包扎伤口,并注射了破伤风抗毒素。今天到医院检查伤口情况并换药。

【操作评估】

根据案例分析患者有多处擦伤,已进行了初期的预防感染处理。现在来院复查,需按无菌技术基本操作准备换药盘并换药。

【用物准备】

治疗盘、无菌持物钳、无菌溶液、无菌敷料缸、消毒液、棉签、无菌容器、无菌治疗巾包、无菌手套、无菌治疗碗包、弯盘、记录卡、笔等。治疗车下层放污物桶两个。

【操作流程及交流用语参考】

1.护士准备完毕。

2.推车至操作台旁,按无菌原则将用物有序摆放在治疗台上。

3.检查并打开无菌治疗巾包,用无菌持物钳取出治疗巾。

无菌治疗巾,在有效期,指示胶带已变色,包布无潮湿、无破损,包装完好。指示卡呈标准色。

4.剩余物品按原折痕包好,注明开包时间、签名。

无菌治疗巾有效期24 h。

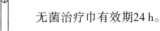

5.将治疗巾双折铺于治疗盘上。

6.取无菌物品,放入无菌盘。

7.盖好无菌盘,注明铺盘时间并签名。

无菌盘有效期4 h。

8.取出无菌碗。

无菌治疗碗,在有效期,指示胶带已变色,包布无潮湿、无破损,包装完好。指示卡呈标准色。

9.检查并打开无菌溶液。

10. 冲洗瓶口，倒出所需溶液。

> 0.9%氯化钠注射液250 ml，在有效期，瓶口无松动，瓶身无裂痕，对光检查：溶液无浑浊、无变色、无沉淀，质量合格。

11. 盖好后注明开瓶时间并签名。

> 无菌溶液有效期24 h。

12. 检查无菌手套的型号、有效期及包装是否潮湿、破损。

> ×号无菌手套，在有效期，包装无潮湿、无破损，灭菌质量合格。

13. 取出手套内包放于操作台上。

14. 打开内包，取出滑石粉涂于双手上(带粉的手套可免涂滑石粉)。

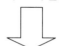

15. 两手同时捏住两只手套反折面取出手套。

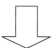

16. 将两只手套掌心相对，先戴一只手，再用已戴手套的手指插入另一只手套的反折内面，同法戴好。

> 用生理盐水冲洗手套上的滑石粉。

17. 调整手套，使之与手贴合。

18. 检查手套无破损后开始操作。

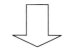

19. 脱去手套。

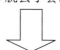

20. 清理用物，洗手。

三、评分标准

	操作标准	分值	扣分细则	得分
素质评价	1. 语言清晰、流利,普通话标准 2. 行为举止规范、大方、优雅 3. 着装规范,符合护士仪表礼仪	2 3 3	一项不符合要求扣1分 不符合要求酌情扣分 服装、鞋帽一项不符合要求扣1分	
准备质量评价	1. 物品备齐,放置有序 2. 评估环境 3. 洗手,戴口罩	2 3 2	物品少一样扣1分,放置无序扣1分 未评估扣1分 一项未做扣1分,洗手动作一步不规范扣0.2分	
操作过程质量评价	1. 备齐的用物,推至治疗台旁 2. 按无菌原则摆放物品 3. 卫生洗手	2 2 2	放置位置不方便操作扣1分 不符合原则扣2分 未做扣2分,洗手动作一步不规范扣0.2分	
	4. 检查无菌包名称、消毒日期和灭菌效果,用无菌持物钳取出治疗巾置于治疗盘内,剩余物品按原折痕包好,注明开包时间,签名 5. 将治疗巾双折铺于治疗盘内,上层扇形折叠,开口向外	10 4	未检查扣2分,检查不细扣1分,污染一次扣2分,打包方法错误扣2分,未注明开包时间扣1分,未签名扣1分 污染扣2分,方法错误扣4分	
	6. 检查无菌容器名称、灭菌日期和灭菌效果,并从无菌容器内取出无菌纱布放于无菌盘内 7. 盖好无菌盘,注明铺盘时间,签名	10 4	未检查扣2分,检查不细扣1分,使用持物钳方法错误扣2分,污染扣2分 方法错误扣2分,未注明时间扣1分,未签名扣1分	
	8. 检查无菌贮槽名称、灭菌日期、灭菌效果,用无菌持物钳取出治疗碗 9. 检查溶液后打开,冲洗瓶口,倒取适量溶液于治疗碗内	6 10	一项未核对扣1分,污染扣2分 未检查扣2分,检查不细扣1分,未冲洗扣2分,倒取方法错误扣2分,污染一次扣2分	
	10. 消毒瓶塞边缘及瓶口,注明日期时间,签名 11. 核对手套号码,灭菌日期和灭菌效果 12. 打开无菌包,擦滑石粉后取出手套 13. 戴无菌手套	5 3 3 8	未消毒扣2分,方法错误扣1分,未注明时间日期扣1分,未签名扣1分 一项未核对扣1分 方法错误扣3分,污染扣2分 污染一次扣2分,扣完为止,方法不正确扣2分	
	14. 操作完毕,脱去手套 15. 清理用物,洗手	4 2	方法不正确扣1分,污染扣2分 未清理用物扣1分,未洗手扣1分	
终末质量评价	1. 操作熟练,规范 2. 应变力强 3. 无菌观念强 4. 操作用时不超过6 min (操作过程第2~15项为计时部分)	2 2 2 4	不符合要求酌情扣分 不符合要求酌情扣分 不符合要求酌情扣分 每超时30 s扣1分	

(梁　林　高晓梅)

项目十一
穿脱隔离衣法

一、教学重点

(一)操作目的
保护工作人员和病人,避免交叉传染。

(二)相关知识点
1.隔离衣要完整无损,长度能遮盖衣服。
2.穿隔离衣前备齐用物,穿隔离衣不得进入清洁区。
3.穿隔离衣时保持隔离衣的内面及领部清洁,系领扣时勿触及面部、衣领及工作帽。
4.隔离衣应每日更换,如有潮湿或内面污染,应立即更换。
5.隔离衣挂在半污染区,清洁面向外,挂在污染区,则污染面向外。
6.手消毒方法:手刷蘸消毒液,按前臂、腕部、手背、手掌、手指、指缝、指甲顺序彻底刷洗,每只手刷洗30 s,反复刷洗2次,共刷2 min,再用流水从前臂至指尖冲洗干净。手刷洗范围应超过被污染范围,流水冲洗时腕部要低于肘部。

(三)操作准备
1.护士准备 着装整洁,洗手,戴帽子口罩。
2.用物准备 隔离衣、挂衣架、消毒手设备、污衣袋。
3.环境准备 环境整洁、宽敞、安全,物品放置合理。

(四)评估内容
1.用物是否齐全完好。
2.环境是否符合要求。

(五)操作流程及操作要点
1.护士准备齐全(备齐操作用物,取下手表,戴帽子、口罩)。

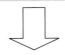

2. 挽袖过肘。

3. 取下隔离衣(图 11-1)(手持衣领,清洁面向自己)。

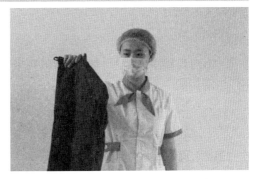

图 11-1　手持衣领

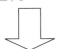

4. 穿隔离衣袖(图 11-2)(一手持衣领,一手伸入衣袖,上抖露出手,换手持衣领,同法穿好另一侧衣袖)。

5. 扣领扣、袖扣(图 11-3)(两手由中间向后理顺领子,扣上领扣,再扣袖扣)。

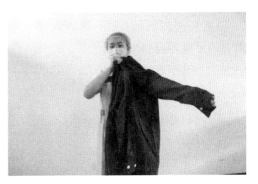

图 11-2　穿衣袖

6. 系腰带(图 11-4)(从腰部自一侧衣缝向下 5 cm 处将隔离衣后身向前拉,捏住衣边,同法捏住另一边衣边,两手在背后将边缘对齐,向一侧折叠,按住折叠处,打开身前腰带活结,将腰带拉到背后交叉后到身前打一活结)。

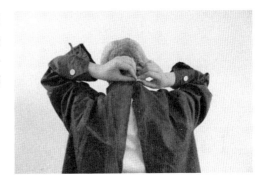

图 11-3　扣领扣

7. 开始操作。

8. 操作结束。

9. 解开腰带(在身前将腰带打一活结)。

10. 解开袖扣,塞袖过肘(图 11-5)(清洁面向内塞入肘上工作衣内)。

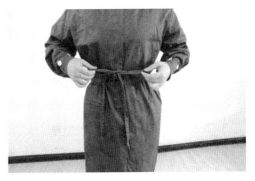

图 11-4　系腰带

11.消毒双手(每只手刷洗30 s,反复刷洗2次,共刷2 min)。

12.解开衣领。

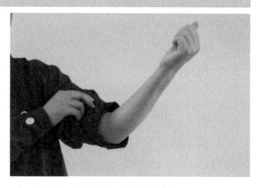

图11-5　塞袖过肘

13.脱隔离衣袖(不可接触隔离衣外面,隔离衣内外面不可接触)。

14.整理隔离衣(图11-6)(对齐肩缝,将衣领4折,对齐隔离衣)。

15.挂回衣钩。

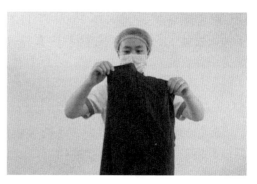

图11-6　整理隔离衣

二、实训指导

【临床案例】

烧伤病区4病室,8床,李先生,38岁,大面积烧伤,创面出现铜绿假单胞菌感染,护士为其更换敷料后,还要继续护理其他患者。

【操作评估】

通过案例分析,患者创口具有传染性病菌,为避免发生交叉感染,为患者换药时要穿隔离衣,戴手套,操作后应进行手的消毒。

【用物准备】

隔离衣、挂衣架、消毒手设备、污衣袋

【操作流程及交流用语参考】

1. 护士准备齐全。

2. 取下手表,挽袖过肘。

3. 手持衣领伸左手。

4. 再伸右手齐上抖。

5. 系好领子扣袖扣。

6. 折襟系腰半屈肘。

　　请问你是8床李××吗？李先生，现在我要为您换一下敷料，可能有点疼，请配合我一下好吗？

7. 开始操作。

8. 操作结束。

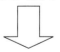

　　李先生，已经给您换好药了。您还有什么需要吗？那就不打扰您了。有事随时叫我。

9. 解开腰带解袖扣。

10. 挽袖过肘消毒手。

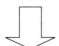

11. 解开衣领脱衣袖。

12. 对好领子挂衣钩。

【交流用语范例】

(一)核对、解释用语

1.请问您是8床的李××先生吧?我看一下您的腕带好吗?听说您的切口很疼,医生给您开了一支止疼针,我现在帮您注射,一会儿就不会疼了。

2.您好,8床李××是您吧?我看一下您的腕带。手术才刚过一天,切口疼是很正常的,医生已经帮您开了一支止疼针,现在就给您打上,一会儿就好了。

(二)操作中指导与交流

1.请您侧卧位,我帮您把裤子稍退下点。

2.请您轻轻按压棉签,一会儿不出血就可以了

(三)操作后嘱咐

1.止疼针已经注射过了,还要几分钟才起作用。现在有什么不舒服的吗?还有什么需要吗?那您先休息吧。我一会儿再来看您。

2.针打过了,过几分钟就不疼了。现在有什么不适的吗?您好好休息,我一会儿再来看您。

三、评分标准

	操作标准	分值	扣分细则	得分
素质评价	1.语言清晰、流利,普通话标准	2	一项不符合要求扣1分	
	2.行为举止规范、大方、优雅	3	不符合要求酌情扣分	
	3.着装规范,符合护士仪表礼仪	3	服装、鞋帽一项不符合要求扣1分	
准备质量评价	1.物品备齐,放置有序	2	物品少一样扣1分,放置无序扣1分	
	2.操作前评估患者	2	未评估患者扣2分,评估与病情不符扣1分	
	3.评估环境	1	未评估扣1分	
	4.洗手,戴口罩	2	一项未做扣1分,洗手动作一步不规范扣0.2分	

	操作标准	分值	扣分细则	得分
操作过程质量评价	1. 取下手表,挽袖过肘	6	一项未做扣3分	
	2. 手持衣领取下隔离衣,清洁面向自己	4	方法错误扣2分,污染扣2分	
	3. 一手持衣领,另一手伸入袖内口向上抖,露出手,换手持衣领,另一手伸入袖内,同法穿好另一袖	12	污染一次扣2分,扣完为止	
	4. 两手持衣领,由领子中央顺边缘向后将领扣扣好,再扣袖口	6	污染扣2分,一项未做扣2分	
	5. 从腰部自一侧衣缝向下约5 cm处将隔离衣后身向前拉,见到衣边捏住,再依法将另一侧衣边捏住,捏住两侧边缘,在身后对齐,同时向一侧折叠,一手压住	12	污染扣2分,扣完为止未对齐扣2分,方法错误扣2分	
	6. 腰带在身后交叉,在身前打一活结,系好腰带,开始操作	4	污染扣2分,方法错误扣1分	
	7. 操作结束,松开腰带在身前打一活结,解开袖扣,塞好衣袖,暴露双手及前臂	12	一项未做扣1分,污染扣2分,方法错误扣2分	
	8. 清水湿润手后,用手刷蘸皂液刷前臂、腕部、手背、手掌、手指、指缝、指甲,用清水冲洗,再重复一次,最后用清洁毛巾或纸巾擦干	8	顺序不正确扣2分,漏刷洗一处扣0.5分,时间不正确扣2分	
	9. 解开领口,双手交替拉下衣袖	6	顺序错误扣2分,污染扣2分	
	10. 隔离衣清洁面向外,折叠好后挂衣架上	4	一项未做扣2分,污染扣2分	
	11. 洗手	1	未做扣1分	
终末质量评价	1. 动作熟练,操作规范	2	不符合要求酌情扣分	
	2. 遵守隔离原则	2	不符合要求酌情扣分	
	3. 应变能力强	2	不符合要求酌情扣分	
	4. 操作用时不超过4 min(操作过程为计时部分)	4	每超时1 min扣1分	

（梁　林　徐亚君）

项目十二

轮椅运送法

一、教学重点

(一) 操作目的

1. 运送不能行走但能坐起的患者。
2. 协助患者离床活动。

(二) 相关知识点

1. 操作前评估室内外环境,需要时备毛毯。
2. 检查轮椅性能,确保患者安全。
3. 患者坐轮椅时应嘱其身体重心靠后。
4. 患者上下轮椅时均应制动车闸。

(三) 操作准备

1. 护士准备　衣帽整齐,洗手,修剪指甲。
2. 患者准备　了解外出的目的,做好外出心理准备。
3. 用物准备　轮椅、别针、毛毯和软枕(按需准备)。
4. 环境准备　地面干净、平坦,便于轮椅通行,患者精神状态好。

(四) 评估内容

1. 患者的生理状态和心理状态。
2. 轮椅性能是否完好。

(五) 操作流程及操作要点

1. 护士准备完毕。

2. 检查轮椅性能并推轮椅至患者床旁（图 12-1）（轮椅面向床头，椅背与床尾平齐，翻起脚踏板，制动车闸）。

3. 核对患者，解释并取得配合。

4. 翻起脚踏板，制动车闸。

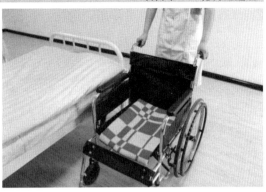

图 12-1　轮椅推至床尾

5. 铺毛毯（图 12-2）（将毛毯均匀平铺于轮椅上，毛毯上端高过颈部 10 cm）。

6. 扶患者坐于床缘，协助穿好衣裤、鞋袜。

7. 协助患者坐入轮椅（嘱患者双手置于护士肩上，扶其移入轮椅）。

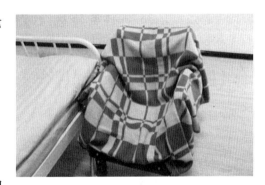

图 12-2　毛毯铺于轮椅上

8. 毛毯包裹（图 12-3）（分别将颈部、双臂和下肢用毛毯包裹，用别针固定）。

9. 翻下脚踏板，双脚置于脚踏板上。

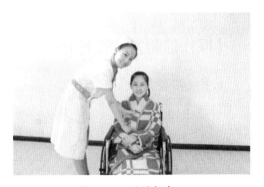

图 12-3　毛毯包裹

10. 整理病床为暂空床。

11. 推患者活动或进行各种检查、治疗。

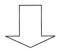

12. 协助患者回床并取舒适卧位。

13. 整理床单位,洗手。

二、实训指导

【临床案例】

患者张女士,35 岁,体重 55 kg,子宫肌瘤切除术后 5 d,出现腹部不适,遵医嘱对患者进行 B 超检查,由于患者术后行走不便,需由护士推轮椅协助进行检查。

【操作评估】

根据以上案例分析,患者神志清楚,处于术后恢复期,体重正常,有一定的活动能力。病室内外温度差异较大,准备毛毯保暖。

【用物准备】

轮椅、毛毯(叠放整齐搭于椅背)、别针。

【操作流程及交流用语参考】

1. 护士准备完毕。

2. 推轮椅至患者床旁。

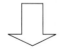

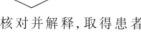
您好,您是3床张××女士吗?刚才在查房时您说您腹部有些不适,现遵医嘱需要给您做个B超,我推车陪您去检查好吗?

3. 核对并解释,取得患者配合。

4. 翻起脚踏板,制动车闸。

外面气温较低,为了防止感冒,我给您加条毛毯吧。

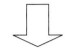

5. 铺毛毯。

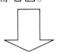

6. 扶患者坐于床缘,协助穿好衣裤、鞋袜。

7. 协助患者坐入轮椅。

8. 毛毯包裹。

> 请您扶好扶手,身体尽量向后靠,注意安全。

9. 翻下脚踏板,双脚置于脚踏板上。

10. 整理病床为暂空床。

11. 推患者活动或进行各种检查、治疗。

12. 协助患者回床并取舒适卧位。

> 来,我扶您上到床上去,还是用双手扶住我的肩膀,您这样躺可以吗?没有哪里不舒服吧,我帮您整理一下床铺,检查结果我会告诉医生的,您就放心吧,好好休息,一会儿我再过来看您。

13. 整理床单位,洗手。

【交流用语规范】

(一)核对、解释用语

1. 您好,您是 3 床张××女士吧,我看一下您的腕带。因为您现在身体不适,根据医嘱,你等会儿要做个检查,要用轮椅推您过去,好吗?让我检查一下您的四肢情况,很好,没问题。

2.张××女士,您是3床的患者吧,让我核对一下您的腕带。中午休息的怎么样,看您的精神状态挺好的,今天天气不错,我推您出去活动活动吧,多呼吸些新鲜空气对您的身体很有好处。

(二)操作中指导与交流

1.现在我要扶您坐上轮椅了,请您双手抓着我的肩膀,腿部用劲儿。坐好后用手抓住扶手,身体尽量往后靠,这样您就能坐稳了。

2.今天外面的气温有些低,为了避免您着凉,我们准备一条毛毯吧。轮椅我已经检查过了,性能良好,您现在按我说的做,我来协助您坐上轮椅。

(三)操作后嘱咐

1.我们今天的活动就结束了,我看您更加容光焕发了呢,以后只要天气情况允许,我都会推着您到外面走走,您这样躺还舒服吗?那您好好休息,有事随时可以叫我。

2.我现在帮您躺到床上去,还按照下床的方法使劲儿,很好。检查结果稍后我会向医生汇报的,请您不用担心,您好好休息吧。

三、评分标准

	操作标准	分值	扣分细则	得分
素质评价	1.语言清晰、流利,普通话标准 2.行为举止规范、大方、优雅 3.着装规范,符合护士仪表礼仪	2 3 3	一项不符合要求扣1分 不符合要求酌情扣分 服装、鞋帽一项不符合要求扣1分	
准备质量评价	1.物品备齐,放置有序 2.操作前评估患者 3.评估环境 4.洗手,戴口罩	2 2 1 2	物品少一样扣1分,放置无序扣1分 未评估患者扣2分,评估与病情不符扣1分 未评估扣1分 一项未做扣1分,洗手动作一步不规范扣0.2分	
操作过程质量评价	1.检查轮椅性能,将轮椅推至床旁 2.核对床号、姓名,向患者解释 3.翻起脚踏板,制动车闸 4.将毛毯铺于轮椅上,上端高过患者颈部15 cm 5.扶患者坐于床沿,协助其穿衣裤、鞋袜 6.协助患者坐入轮椅,嘱其双手扶住把手,身体后倾 7.将毛毯包裹患者颈部、前胸、上肢和下肢,每处用别针固定 8.翻下脚踏板,置患者双脚于脚踏板上 9.整理床铺为暂空床 10.推患者外出检查 11.协助患者上床,取舒适卧位 12.整理床单位,洗手	6 3 4 3 6 10 6 6 7 4 16 4	未检查扣3分,位置放置不妥扣2分,轮椅方向不正确扣1分 一项未做扣1分 一项未做扣2分 未做扣3分,毛毯上端位置不合适扣2分,毛毯不平整扣1分 一项未做扣2分,方法不正确扣1分 坐入轮椅方法不正确扣4分,未叮嘱患者扣2分,使患者不舒适扣2分 一处包裹不严扣1分,一处未固定扣1分 一项未做扣3分 一项未做扣2分,床铺整理方法错误扣2分,整理不美观扣1分 推动不平稳扣2分 扣分标准同5、6 一项未做扣2分,床铺不整齐扣1分	

	操作标准	分值	扣分细则	得分
终末质量评价	1. 操作中能控制车速,保持平稳,使患者舒适	2	不符合要求酌情扣 1~2 分	
	2. 在操作中注意患者的病情变化	2	不符合要求酌情扣分	
	3. 操作程序符合标准,符合节力原则	2	程序颠倒一次扣 1 分,不符合节力原则扣 1 分	
	4. 操作用时不超过 5 min (操作过程为计时部分)	4	每超时 30 s 扣 1 分	

（张玲珂　梁　林）

项目十三

平车运送法

一、教学重点

(一)操作目的

运送不能起床的患者入院、检查、治疗或手术。

(二)相关知识点

1. 搬运患者要动作轻稳、协调一致,使患者身体尽量靠近护士,达到省力效果。
2. 在操作中要妥善处理各种导管,避免扭曲、脱落、受压,保持通畅。
3. 在推送患者过程中确保患者的舒适,上下坡时使患者头处于高处端,骨折患者需垫木板并固定好骨折部位,颅脑损伤及昏迷患者应将头偏向一侧。
4. 挪动法、四人搬运法中平车与床平行靠拢,一人、二人、三人搬运法中平车头与床尾呈钝角。

(三)操作准备

1. 护士准备　衣帽整齐,洗手,修剪指甲。
2. 患者准备　了解搬运目的及方法,做好配合准备。
3. 用物准备　平车、枕头、褥子(用大单包好)、毛毯或棉被,按需备大单、中单和木板。
4. 环境准备　地面干净、平坦,便于平车通行。

(四)评估内容

1. 患者病情、体重、活动耐受力。
2. 患者的心理状态。
3. 平车的性能是否良好。

(五)操作流程及操作要点

1. 护士准备完毕。

2 核对患者,解释并取得配合。

3. 移开床旁桌椅,松开床尾盖被。

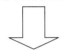

4. 检查平车性能并推平车至患者床旁,制动车闸(挪动法、四人搬运法平车与床平行紧靠,大轮靠床头,一人、二人、三人搬运法平车与床尾呈钝角,大轮靠床尾)。

5. 移患者至平车上。

(1)挪动法(适用于病情允许,能在床上配合者) 协助患者按上身、臀部、下身的顺序移向平车。

(2)一人搬运法(适用于小儿或体重较轻病情允许者)(图13-1) 护士一手由患者腋下伸至对侧肩部,一手伸至患者大腿下,患者双手交叉依附于护士颈后。

(3)二人搬运法(适用于不能活动,体重较重者)(图13-2) 护士甲、乙站于同侧,甲一手托住患者头、颈、肩部,一手托住腰部,乙一手托住患者臀部,一手托住腘窝。

(4)三人搬运法(适用于病情较重,体重超重者)(图13-3) 护士甲、乙、丙站于同侧,甲一手托住患者头、颈、肩部,一手托住背部,乙一手托住患者腰部,一手托住臀部,丙一手托住患者腘窝,一手托住小腿。

(5)四人搬运法(适用于颈、腰椎骨折或病情危重者)(图13-4) 在患者腰臀部铺中单,甲站于床头,托住患者头、颈、肩部,乙站于床尾,托住患者双腿,丙、丁站于床两侧,紧握中单。

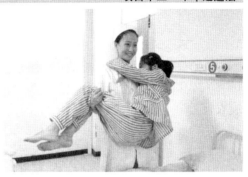

图 13-1　单人搬运法

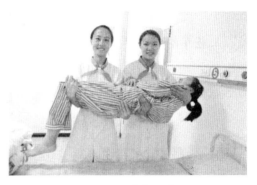

图 13-2　二人搬运法

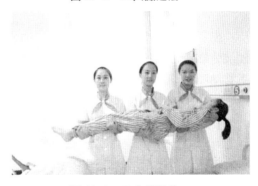

图 13-3　三人搬运法

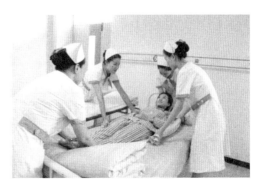

图 13-4　四人搬运法

6.协助患者躺好,用盖被(毛毯)包裹(图13-5)(先折脚端,再折近侧,后对侧,颈部反折成衣领)。

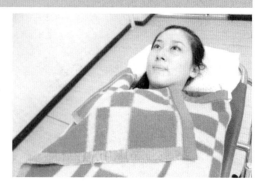

图13-5 毛毯包裹

7.病床整理成暂空床。

8.松车闸,平稳运送患者(运送患者上下坡时,头始终处于高处一端)。

二、实训指导

【临床案例】

患者王先生,65岁,70 kg,因脑出血入院,经手术治疗后1周,神志清,语言表达障碍,一侧肢体麻木,为检查手术效果及出血部位的恢复情况,遵医嘱要给王先生做颅脑CT,由于患者移动障碍,需由平车运送患者检查。

【操作评估】

根据此案例进行分析,患者意识清醒,但语言表达障碍,一侧躯体运动障碍,所以选择平车运送患者,因其为脑出血,且体重较重,为保障操作的稳定性,采取三人搬运患者上平车。

【用物准备】

平车、枕头、褥子、棉被

【操作流程及交流用语参考】

1.护士准备完毕。

2. 核对患者,解释并取得配合。

> 王先生,您好,我知道您说话不方便,那您听我说,同意了就向我眨一下眼睛。您是6床王×××对吗？我看一下腕带,现在我要推您去做颅脑CT检查,好吗?

3. 移开床旁桌椅,松开床尾盖被。

4. 检查平车性能并推平车至患者床旁,制动车闸。

> 王先生,您别紧张,我们三人一定会配合好的,保证让您安安稳稳地到平车上。

5. 移患者至平车上。

6. 协助患者躺好,用盖被包裹。

> 外面风大,您躺好了,我现在用棉被给您包好。

7. 将病床整理成暂空床。

8. 松车闸,平稳运送患者。

【交流用语范例】

(一)核对、解释用语

1. 您好,您是刚办好入院手续的王××先生吧,我是负责接诊的护士,由于您行动不变,由我来推您入病房,请您的家人一起跟随我。

2. 早上好,6床王××先生,我看下您的腕带,昨天李医生查房时是不是告诉您今天要做个颅脑CT检查,由于您行动不便,所以现在就由我用平车推您去做检查。

(二)操作中指导与交流

1. 王先生,您不冷吧,有什么不舒服就及时告诉我。

2. 王先生,我们搬运您时会很小心的,CT室离我们的病房也不远,一会儿就到了,请您放心。

(三)操作后嘱咐

1. 我来帮您躺好,一会儿就会有护士来给您输液,我先忙去了,有需要可以按呼叫器,我也会随时来看您的。

2. 您这样躺着还舒服吗,检查结果一出来我就会告诉医生的,您就放心吧,您休息一会儿,待会儿就该吃饭了。

三、评分标准

	操作标准	分值	扣分细则	得分
素质评价	1. 语言清晰、流利,普通话标准 2. 行为举止规范、大方、优雅 3. 着装规范,符合护士仪表礼仪	2 3 2	一项不符合要求扣1分 不符合要求酌情扣分 服装、鞋帽一项不符合要求扣1分	
准备质量评价	1. 物品备齐,枕头放置合适位置,褥子、棉被平铺于平车上 2. 操作前评估患者 3. 评估环境 4. 洗手、戴口罩	3 2 1 2	物品少一样扣1分,放置无序扣1分 未评估患者扣2分,评估与病情不符扣1分 未评估扣1分 一项未做扣1分,洗手动作一步不规范扣0.2分	
操作过程质量评价	1. 核对、解释,取得配合 2. 移开床旁桌椅,松开床尾盖被 3. 检查平车性能,将平车推至床旁放置合适位置 4. 制动车闸 5. 根据患者病情、体重选择挪动法、一人、二人、三人、四人法将患者移至平车上 　(1)挪动法　协助患者按上身、臀部、下身的顺序移向平车 　(2)一人搬运法　护士一手从患者腋下伸至对侧肩部,一手伸至患者大腿下,患者双手交叉依附于护士颈后 　(3)二人搬运法　护士甲、乙站于同侧,甲一手托住患者头、颈、肩部,一手托住腰部,乙一手托住患者臀部,一手托住腘窝 　(4)三人搬运法　护士甲、乙、丙站于同侧,甲一手托住患者头、颈、肩部,一手托住背部,乙一手托住患者腰部,一手托住臀部,丙一手托住患者腘窝,一手托住小腿 　(5)四人搬运法　在患者腰臀部铺中单,甲站于床头,托住患者头、颈、肩部,乙站于床尾,托住患者双腿,丙、丁站于床两侧,紧握中单,四人同时用力搬起 6. 妥善安置患者,用棉被(毛毯)包裹(先折脚端,再折近侧,后对侧,颈部反折成衣领) 7. 整理床单位,铺暂空床 8. 将平车推至床旁合适位置,制动车闸,翻开盖被 9. 协助患者上床,取舒适卧位 10. 整理床单位,洗手	3 3 6 4 20 8 4 4 20 3	一项未做扣1分 一项未做扣1分,位置不合适扣1分 未检查扣2分,位置不合适扣4分 未做扣4分 选择方法不正确扣4分,搬运时方法不正确扣4分,手放置位置不对一处扣2分,动作不统一扣4分,不注意保护患者一次扣2分 患者躯体外露一处扣2分,棉被包裹方法不当酌情扣分 未整理成暂空床扣4分,整理不美观扣2分 一项未做扣1分,位置不正确扣2分 扣分标准同5 一项未做扣1分,整理不美观扣1分	
终末质量评价	1. 操作中能控制车速,保持平稳,使者舒适 2. 在操作中注意患者的病情变化 3. 操作程序符合标准,符合节力原则 4. 操作用时不超过7 min (操作过程为计时部分)	2 2 2 4	不符合要求酌情扣1~2分 一项不符合要求扣0.5分 程序颠倒一次扣1分,不符合节力原则扣1分 每超时30 s扣1分	

(张玲珂　梁　林)

项目十四

生命体征测量及绘制法

一、教学重点

(一)操作目的

通过测量体温、脉搏、呼吸和血压,了解患者的一般情况及疾病的发生、发展规律,为预防、治疗和护理提供依据。

(二)相关知识点

1. 腋温测量部位为腋窝深处,时间:10 min;腋下有创伤、手术、或消瘦者不宜测腋温。

2. 口温测量部位为舌下热窝,时间:3 min;呼吸困难、口鼻疾患、精神异常、昏迷、婴幼儿禁止测口温。进冷、热饮食或面颊热、冷敷者,30 min 后测量。若患者不慎咬破体温计,应立即清除玻璃碎屑,再口服蛋清和牛奶以延缓汞的吸收。

3. 肛温测量部位为直肠内 3 ~ 4 cm,时间:3 min;腹泻、肛门手术、心肌梗死者禁止测量肛温。

4. 体温计可用消毒液浸泡消毒,消毒溶液每日更换一次。

5. 测量脉搏首选桡动脉,以示指、中指、无名指的指端按压在动脉处,正常脉搏测 30 s,所测数值乘2,异常脉搏测 1 min。脉搏细弱难以触诊时测心率。

6. 脉搏短绌患者,应由两名护士同时测量,计数 1 min,以分数式记录:心率/脉率。

7. 测量呼吸时护士将手放在诊脉部位,眼观胸腹部起伏,正常呼吸测 30 s,所测数值乘2,异常呼吸测 1 min。呼吸微弱者,可用少许棉花置于患者鼻孔前,观察棉絮被吹动的次数。

8. 体温单绘制:用蓝色"×"标记腋温,红色"●"标记脉搏。黑色"●"标记呼吸,再将此次测量结果分别与上次测量结果用同色实线相连。

(三)操作准备

1. 护士准备 操作前洗手、戴口罩。

2. 患者准备　了解操作目的及方法,测量前不喝热饮,不运动,保持安静。

3. 用物准备　记录本、治疗盘、清洁体温计及容器、污染容器(用于盛放使用后体温计)、纱布、听诊器、血压计、弯盘。

4. 环境准备　病室安静、整洁,光线充足。

(四)评估内容

1. 患者有无影响测量值的生理性因素存在。如 30 min 内有无活动,情绪激动、紧张、兴奋等。

2. 目前的病情、意识状态及治疗情况。

3. 患者对生命体征的认识,自理能力及合作程度。

(五)操作流程及操作要点

1. 护士准备完毕。

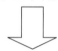

2. 备齐用物推至床旁,放在便于操作处(图 14-1)。

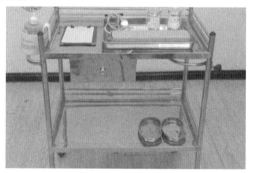

图 14-1　测量用物

3. 核对床号、姓名,向患者解释。

4. 协助患者取舒适卧位(平卧位或坐位)。

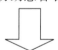

5. 擦干腋下。

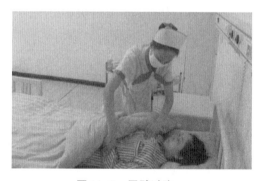

图 14-2　屈臂过胸

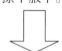

6. 检视体温计(查看水银柱是否在 35 ℃以下)。

7. 放置体温计(图 14-2)(置于患者腋下,协助患者屈臂过胸,夹紧体温计)。

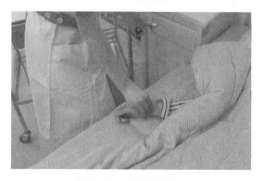

图 14-3　测量脉搏

8. 测量脉搏(图 14-3)(放置另一侧手臂于

舒适位置,测量 30 s,异常脉搏测 1 min)。

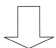

9. 测量呼吸(图 14-4)(保持诊脉姿势,测量 30 s,异常呼吸测 1 min)。

10. 记录脉搏、呼吸。

11. 查看体温计,记录(10 min 后,取出体温计,擦干,读数)。

12. 测量肱动脉血压(被测肱动脉坐位平第 4 肋软骨,卧位平腋中线)。

13. 打开血压计,缠绕袖带(图 14-5)(袖带下缘距肘窝 2～3 cm,松紧以插入一指为宜)。

14. 放置听诊器(图 14-6)(听诊器胸件置肘窝肱动脉搏动最明显处)。

15. 关闭气门,充气(充气至肱动脉搏动音消失再升高 20～30 mmHg)。

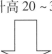

16. 放气读数(第一声搏动音水银所指刻度为收缩压,搏动音突然减弱或消失时所指刻度为舒张压)。

17. 排尽余气,整理,关闭血压计(图 14-7)(血压计右倾 45°关闭开关,盖上盒盖)。

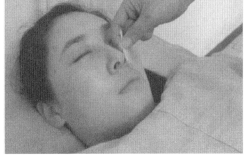

图 14-4　微弱呼吸测量法

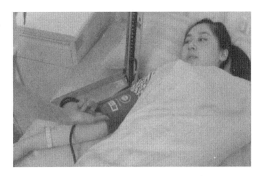

图 14-5　缠绕袖带

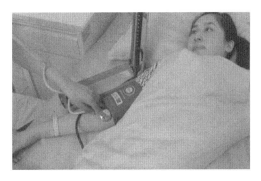

图 14-6　放置听诊器

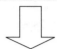

18.协助患者整理衣袖,解释测量结果,并记录。

19.绘制体温单(回护士站将测量结果绘制于体温单上)。

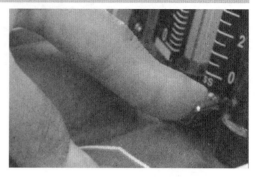

图14-7 关闭血压计

二、实训指导

【临床案例】

内科病区,3床,陈先生,40岁,诊断为高血压病。护士为其测量生命体征。

【操作评估】

此患者为高血压,生命体征的监测,尤其是血压的监测是对患者病情监测最重要的一部分,正确的测量有助于结果的准确性,对治疗起指导性作用。

【用物准备】

记录本、治疗盘、清洁体温计及容器、污染容器(用于盛放使用后体温计)、纱布、听诊器、血压计、弯盘。

【操作流程及交流用语参考】

1.护士准备完毕。

2.备齐用物推至床旁,放在便于操作处。

请问您是3床陈××吗?陈先生您好,现在我需要为您测量体温、脉搏、呼吸、血压,请配合我一下可以吗?

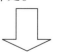

3. 核对床号、姓名,向患者解释。

4. 协助患者取舒适卧位。

请平躺好,我帮您擦干腋下汗液。

5. 擦干腋下。

6. 检视体温计。

请抬起手臂,我帮您放好体温计,来,这样屈臂过胸夹紧。

7. 放置体温计。

8. 测量脉搏。

现在展开右臂,给您量一下脉搏。

9. 测量呼吸。

10. 记录脉搏、呼吸。

测量时间到了,我看一下体温计。您的体温很正常,不用担心。

11. 查看体温计,记录。

12. 测量肱动脉血压。

该测血压了,我帮您把袖子卷上去。

13. 打开血压计,缠绕袖带。

测量好了,我帮您把袖子下来。

14. 放置听诊器。

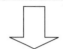

15. 关闭气门,充气。

16. 放气读数。

血压130/80 mmHg,控制得很好,不必担心。

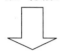

17. 排尽余气,整理,关闭血压计。

18. 协助患者整理衣袖,解释测量结果,并记录。

19. 绘制体温单。

【交流用语范例】

(一)核对、解释用语

1. 请问您是3床的陈××吧? 我看一下您的腕带好吗? 陈先生,现在由我来为您测量一下生命体征,请配合我一下好吗?

2. 您是3床患者吗? 您叫什么名字? 让我看一下您的腕带。陈先生,您好,为了准确评价您的病情,现在我要为您测量生命体征,请配合我一下。

(二)操作中指导与交流

1. 请把手臂抬起来,我给您擦一下腋下。

2. 体温计夹好了,防止掉落。

3. 现在我要为您测量脉搏了,请把手伸出来。

4. 体温 36.7 ℃,属于正常范围。

5. 我帮您把袖子卷上去,可以把胳膊平放在身旁。

(三)操作后嘱咐

1. 您的情况都挺好的,不用担心。平时要注意休息,不要情绪激动。有什么不舒服的可以随时告诉我们。现在就不打扰您休息了。

2. 测量结果都正常,您保持得很好。还是要按时吃药,注意休息。有什么需要我会及时过来的。请休息吧,我过会儿再来看您。

三、评分标准

	操作标准	分值	扣分细则	得分
素质评价	1. 语言清晰、流利,普通话标准	2	一项不符合要求扣1分	
	2. 行为举止规范、大方、优雅	3	不符合要求酌情扣分	
	3. 着装规范,符合护士仪表礼仪	3	服装、鞋帽一项不符合要求扣1分	
准备质量评价	1. 物品备齐,放置有序	2	物品少一样扣1分,放置无序扣1分	
	2. 操作前评估患者	2	未评估患者扣2分,评估与病情不符扣1分	
	3. 洗手,戴口罩	3	一项未做扣1.5分,洗手动作一步不规范扣0.2分	
操作过程质量评价	1. 携用物至床旁,放在便于操作处	1	放置位置不方便操作扣1分	
	2. 核对床号、姓名	2	一项未做扣1分	
	3. 向患者解释,取舒适卧位	4	一项未做扣2分,体位不合适扣2分	
	4. 擦干腋下,检视体温计是否在35 ℃以下,放置体温计	12	未擦腋下扣2分,未检视扣2分,放置部位不准确扣4分,方法不正确扣4分	
	5. 测量脉搏	7	测量方法不正确扣4分,时间不够扣2分	
	6. 测量呼吸	7	扣分标准同上	
	7. 测量体温10 min(口述)。取出体温计,用纱布擦干,读数	2	未口述扣1分,未擦干扣1分	
	8. 准确记录体温、脉搏、呼吸结果	6	记录数值与实测结果不符扣4分,误差每超过2次扣1分	
	9. 测量血压:选择合适部位(肱动脉为例),协助患者暴露测量部位	4	测量部位不正确扣3分	
	10. 打开血压计,缠绕袖带,戴听诊器,右手触摸肱动脉搏动后,左手置听诊器胸件于搏动明显处并固定	10	袖带位置不正确扣2分,缠的过松或过紧扣2分,听诊器戴的方法不正确扣1公,放置位置不正确扣1分	
	11. 右手关闭阀门,打气至合适高度,放气测量血压	6	打气过快扣1分,放气速度过快或过慢扣1分,重测一次扣2分	
	12. 测量完毕,取下听诊器放治疗盘内,取下袖带,整理袖带,关闭血压计	3	袖带整理不整齐扣1分,关闭血压计方法错误扣2分	
	13. 协助患者整理衣袖,解释测量结果	4	一项未做扣2分	
	14. 整理床单位,洗手	2	一项未做扣1分	
	15. 准确记录测量结果	2	未记录扣2分,误差超过4 mmHg扣1分	
	16. 绘制体温曲线	3	一项不正确扣1分	
终末质量评价	1. 操作前、中、后与患者保持良好沟通	2	不符合要求酌情扣分	
	2. 操作规范	2	不符合要求酌情扣分	
	3. 应变能力强	2	不符合要求酌情扣分	
	4. 操作用时不超过6 min (操作过程第2~15项为计时部分)	4	每超时30 s扣1分	

(梁　林　张玲珂)

项目十五

鼻饲法

一、教学重点

（一）操作目的

对不能经口进食的患者,从胃管灌入流质食物或药物,保证患者摄入足够的营养、水分和药物,以利早日康复。

（二）相关知识点

1. 鼻饲前应进行有效的护患沟通,向病人解释鼻饲目的及配合方法,消除病人的疑虑和不安全感。

2. 操作时动作应轻稳,以防损伤鼻腔及食管黏膜。

3. 插管过程中应注意观察病人反应,正确处理操作中遇到的问题。

4. 确定胃管在胃内的三种方法。①胃管末端放于水中,无气泡逸出;②抽吸有胃液;③注入 10 ml 空气,同时听诊胃部,有"气过水声"。

5. 鼻饲前要检查胃管是否在胃内,并检查患者有无胃潴留,胃内容物超过 150 ml 时,应当通知医师减量或者暂停鼻饲。

6. 每次鼻饲量不超过 200 ml,间隔时间不少于 2 h。须服用药物时应将药片研碎,溶解后注入;新鲜果汁和奶液应分别注入,防止凝块。鼻饲混合流食,应当间接加温,以免蛋白凝固。鼻饲前后均应用 20 ml 温开水冲洗导管,防止管道堵塞。

7. 鼻饲过程中做到"三避免":避免灌入空气、避免灌注速度过快、避免鼻饲液过热或过冷。

8. 长期鼻饲者应每天进行口腔护理,胃管应定期更换。

9. 食管、胃底静脉曲张,食管癌和食管梗阻的病人禁忌鼻饲。

（三）操作准备

1. 护士准备　衣帽整齐,洗手,戴口罩。

2.患者准备 了解鼻饲的目的及方法,做好配合准备。如戴眼镜或有活动义齿者应取下,妥善放置。

3.用物准备

(1)治疗车上层放 治疗盘,手套、鼻饲包、治疗巾、鼻饲液、小药杯(内置适量温开水)、手电筒、胃管、医用石蜡棉球、棉签、50 ml 注射器、胶布、橡皮圈、别针等,弯盘、纱布、记录本、洗手液、必要时备听诊器。

(2)治疗车下层放 医疗垃圾桶、生活垃圾桶、弯盘。

4.环境准备 病室安静、整洁、宽敞、明亮。

(四)评估内容

1.物品是否齐全、完好、有效。

2.环境是否符合准备要求。

3.患者的病情、治疗情况、鼻腔情况、配合程度及心理状态等。

(五)操作流程及操作要点

1.护士准备完毕。

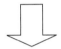

2.备齐用物推至床旁,放在便于操作处(图15-1)。

3.核对床号、姓名,向患者解释。

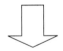

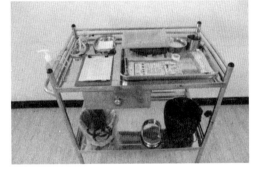

图 15-1 鼻饲用物

4.根据病情取半卧位或坐位,无法坐起的取右侧卧位。

5.铺治疗巾,检查并清洁鼻腔。

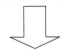

6.准备胶布。

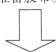

7.打开鼻饲包,治疗碗放于患者脸颊旁(取出胃管、石蜡油棉球放于碗内)。

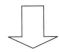

8. 检查胃管是否通畅（取出注射器向胃管内注入空气）。

9. 戴手套。

10. 测量胃管插入长度（图15-2）并做标记。

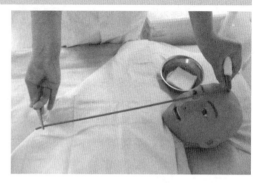

图15-2　测量胃管插长度

11. 润滑胃管并用镊子夹管插入胃内（图15-3）（插入10～15 cm达咽喉部时，嘱患者做吞咽动作，随其吞咽将胃管继续插入，若患者恶心呕吐，可暂停片刻，嘱患者做深呼吸，缓解后再插入；如有呛咳、呼吸困难、发绀等现象，提示胃管误入气管，应立即拔出，让患者稍作休息后，重新插管）。

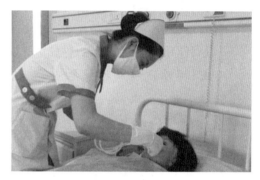

图15-3　插胃管

12. 确定胃管在胃内（图15-4），注射器抽出胃液；向胃内注入10 ml空气，同时在胃部听到气过水声；胃管末端放入水中，无气泡逸出，胶布固定（图15-5）。

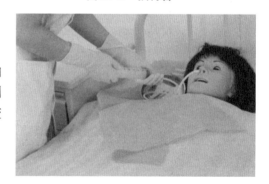

图15-4　抽吸胃液

12. 注入温开水，再注入流质食物（注入速度适中，操作中观察患者反应）。

13. 注食后用温开水冲管、固定胃管末端。

14. 脱去手套，协助患者取舒适卧位，整理床单位。

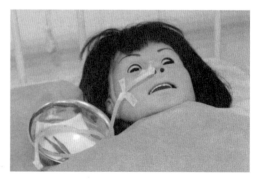

图15-5　胶布固定

16. 观察有无不良反应,交代注意事项。

17. 整理用物,洗手,记录。

二、实训指导

【临床案例】

内科病区 3 病室,9 床,李××,女,72 岁,退休工人,脑梗死,吞咽功能障碍,不能经口进食。入院后完善相关检查,给予扩张血管,抗凝治疗,目前患者神志清,精神差,体形消瘦,体温 37 ℃,脉搏 90 次/min,呼吸 20 次/min,血压 120/75 mmHg。长期医嘱:鼻饲流质饮食。

【操作评估】

根据以上案例分析,患者为脑梗死,吞咽功能障碍,不能经口进食,医嘱给予鼻饲,目的是从胃管灌入流质食物或药物,保证患者摄入足够的营养、水分和药物,以利早日康复。患者为老年人,解释应清晰明确,以取得其配合。操作过程要规范、准确,动作轻巧;鼻饲前对患者进行评估包括病情、治疗情况、鼻腔情况、配合程度及心理状态等。

【用物准备】

1. 治疗车上层 治疗盘,手套、鼻饲包、治疗巾、鼻饲液、小药杯(内置适量温开水)、手电筒、胃管、医用石蜡棉球、棉签、50 ml 注射器、胶布、橡皮圈、别针等、弯盘、纱布、记录本、洗手液、必要时备听诊器。
2. 治疗车下层 医疗垃圾桶、生活垃圾桶、弯盘。

【操作流程及交流用语参考】

1. 护士准备完毕。

2. 备齐用物推至床旁,放在便于操作处。

3. 核对床号、姓名,向患者解释。

您是9床李××吗?您好,由于您不能自己吃饭,我需要给您下一个管子,来帮助您进食,以保证您的营养,操作过程中可能会有些不舒服,我尽量动作轻一些,请您不要紧张。在操作的过程中,您有什么不适,请及时告诉我。

4. 根据病情取半卧位或坐位,无法坐起的取右侧卧位。

5. 铺治疗巾,检查并清洁鼻腔。

李奶奶,您这样躺可以吗?李奶奶,现在我要为您清洁一下鼻腔,来,稍微仰一下头。

6. 准备胶布。

7. 打开鼻饲包,治疗碗放于患者脸颊旁。

8. 检查胃管是否通畅。

9. 戴手套。

10. 测量胃管插入长度,并做标记。

李奶奶,我现在开始给您插管子了,我动作会很轻,请您能尽量按我说的去做,一会儿就插好啦。

13. 润滑胃管并用镊子夹管插入胃内。

14. 确定胃管在胃内、胶布固定。

李奶奶,现在可能有一点不舒服但是属于正常现象,请不要紧张,您配合得真好!行了,插好了,放心吧!

12. 注入温开水,再注入流质食物。

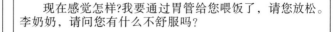
> 现在感觉怎样?我要通过胃管给您喂饭了,请您放松。李奶奶,请问您有什么不舒服吗?

13. 注食后用温开水冲管,固定胃管末端。

14. 脱去手套,协助患者取舒适卧位,整理床单位。

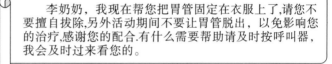
> 李奶奶,我现在帮您把胃管固定在衣服上了,请您不要擅自拔除,另外活动期间不要让胃管脱出,以免影响您的治疗,感谢您的配合.有什么需要帮助请及时按呼叫器,我会及时过来看您的。

16. 观察有无不良反应,交代注意事项。

17. 整理用物,洗手,记录。

【交流用语范例】

（一）核对、解释用语

1. 请问您是9床的李××吗? 我看一下您的腕带好吗? 现在需要给您插胃管,就是从鼻腔插一根管子到胃里,喂食和喂药,请您配合一下好吗? 我帮您坐起来,靠在这,在治疗过程中有什么不适,请及时告诉我。

2. 李奶奶,由于您不能自己吃饭,我需要给您下一个管子,来帮助你进食,以保证您的营养,操作过程中可能会有些不舒服,我尽量动作轻一些,请您配合一下,好吗?

（二）操作中指导与交流

1. 可能有一点不舒服但是属于正常现象,请不要紧张。

2. 现在我要为您清洁一下鼻腔,请不要紧张.

3. 9床李××,对吗? 我现在开始给您插管子了,我动作会很轻,请您能尽量按我说的去做,一会儿就插好啦!

4. 李奶奶,现在可能有一点不舒服但是属于正常现象,请不要紧张,您配合得真好! 行了,插好了,放心吧!

5. 我帮您固定一下,现在有没有感觉好一点,给您打入中午的药。好吗?

6. 现在感觉怎样? 我要通过胃管给你喂饭了,请您放松。

7. 李奶奶,请问现在有什么不舒服吗?

（三）操作后嘱咐

1. 现在感觉怎么样呢？请您不要擅自拔出胃管，以免给您治疗带来不便。有什么需要，请及时按呼叫器，我会及时来看您的。

2. 李奶奶，我现在帮您把胃管固定在衣服上了，请您不要擅自拔除，另外活动期间不要让胃管脱出，以免影响您的治疗，感谢你的配合. 有什么需要帮助请及时按呼叫器，我会及时过来看您的。

三、评分标准

	操作标准	分值	扣分细则	得分
素质评价	1. 语言清晰、流利，普通话标准 2. 行为举止规范、大方、优雅 3. 着装规范，符合护士仪表礼仪	2 3 3	一项不符合要求扣1分 不符合要求酌情扣分 服装、鞋帽一项不符合要求扣1分	
准备质量评价	1. 物品备齐，放置有序 2. 操作前评估患者，了解病情，掌握插管要领 3. 评估环境 4. 洗手，戴口罩	2 2 1 2	物品少一样扣1分，放置无序扣1分 未评估患者扣2分，评估与病情不符扣1分 未评估扣1分 一项未做扣1分，洗手动作一步不规范扣0.2分	
操作过程质量评价	1. 将备齐的用物推至床旁，放至合适位置 2. 核对床号、姓名，向患者解释 2. 取坐位、半坐卧位或仰卧位，头稍向后仰；（口述：有活动义齿或眼睛者取下妥善保管） 3. 铺治疗巾于颌下，检查、清洁鼻腔 4. 准备胶布 5. 打开鼻饲包，将治疗碗放于患者面颊旁 6. 检查胃管是否通畅 7. 戴手套，测量胃管长度并标记，润滑胃管前端 8. 左手持纱布托住胃管，右手用镊子夹胃管前端沿鼻腔、下鼻道插入，至14～16 cm时，嘱患者做吞咽动作，至所需长度 9. 判断胃管是否在胃内（使用一种方法） 10. 胶布固定胃管 11. 注入少量温开水，然后注入流质饮食或药物，注完后再注入少量温开水冲管 12. 将胃管开口端反折或用塞子塞好，用纱布包裹、夹紧，固定于患者肩部衣服上 13. 脱去手套，协助患者取舒适卧位，整理床单位 14. 观察有无不良反应，交代注意事项 15. 整理用物，洗手 16. 查对并记录鼻饲流质的种类、量	2 3 5 6 2 2 2 6 8 4 4 8 6 6 5 2 4	放置位置不合适扣1分 一项未做扣1分 体位不当扣2分，未口述扣1分 一项未做扣2分 未做扣2分 放置不稳扣1分 未做扣2分 一项未做扣2分，污染扣1分 方法不正确扣4分，插管过程中未指导患者扣2分，插入长度不符扣1分 未做不得分，方法不当扣2分 固定方法不正确扣2分，固定不牢扣1分 一项未做扣2分，速度过快扣1分 一项未做扣2分 一项未做扣2分 未做不得分，交代不全面酌情扣分 一项未做扣1分 少一项扣1分	

	操作标准	分值	扣分细则	得分
终末质量评价	1. 动作熟练、步骤正确,操作规范	2	不符合要求酌情扣 1 ~ 2 分,程序颠倒一次扣 1 分	
	2. 操作程序符合标准,符合节力原则	2	一项不符合要求扣 0.5 分,不符合节力原则扣 1 分	
	3. 体现人文关怀,患者无不适感	2	不符合要求酌情扣分	
	4. 操作用时间 15 min （操作过程第 2 ~ 16 项为计时部分）	4	每超时 30 s 扣 2 分	

（赵春玲　郭素梅）

项目十六

乙醇拭浴法

一、教学重点

(一)操作目的

为高热患者降温。

(二)相关知识点

1.乙醇浓度为25%～30%,温度为30 ℃,量100～200 ml;血液病患者、新生儿及乙醇过敏者禁用。

2.乙醇拭浴时,头部放冰袋的作用是降温,防止头部充血;足部放热水袋的作用是促进末梢血管扩张,利于降温。

3.拭浴后30 min 测体温,降至39 ℃以下时取下头部冰袋。

4.拍拭顺序:双上肢:侧颈→肩→上臂外侧→前臂外侧→手背;侧胸→腋窝→上臂内侧→肘窝→前臂内侧→手心;背部:颈下背部→腰部→臀部;双下肢:髋部→下肢外侧→足背;腹股沟→下肢内侧→内踝;股下→下肢后侧→腘窝→足跟。上肢和下肢擦拭先近侧后对侧。

5.拭浴过程中,如出现面色苍白、寒战、呼吸异常时,立即停止拭浴、保暖、通知医生。

6.每侧部位拍拭3 min,全程不超过20 min。

7.禁止拍拭部位:胸前区、腹部、后颈部、足底等。

8.高热伴有寒战患者,暂缓拭浴。

(三)操作准备

1.护士准备　着装整洁,洗手,戴口罩。

2.患者准备　取舒适体位,清楚乙醇拭浴目的、部位及怎样配合,按需排便。

3.用物准备　治疗碗(内盛25%～30%乙醇约200 ml,30 ℃)、浴巾、小毛巾2 条、热水袋(带布套)、冰袋(带布套)、清洁衣裤、水温计、弯盘;必要时备大单、被套、便盆、屏风。

4.环境准备　安静、整洁,无对流风直吹患者;酌情调节室温,用屏风或围帘遮挡患者。

(四)评估内容

1.护士及用物是否准备完好、齐全。

2.患者的年龄、病情、意识、体温,拭浴部位皮肤情况,有无乙醇过敏史。

3.患者对拭浴的心理反应,对冷刺激的耐受及合作程度。

4.环境是否符合要求。

(五)操作流程及操作要点

1.护士准备完毕。

2.备齐用物推至床旁,放在便于操作处(图16-1)。

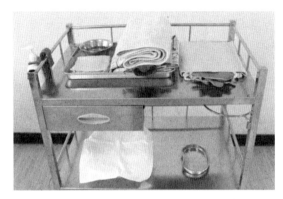

图16-1　拭浴用物

3.核对床号、姓名,向患者解释。

4.遮挡患者,取舒适卧位(酌情调节室温,放平支架)。

5.松开床尾盖被。

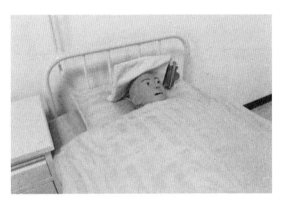

图16-2　头部放冰袋

6.放冰袋于头部,放热水袋于足部(图16-2)。

7.协助患者脱上衣、松裤带、垫浴巾(先脱近侧,再脱对侧,如肢体有伤,先脱健侧,再脱患侧)。

8.拍拭双上肢(图16-3)(按拍拭顺序,先近侧后对侧)。

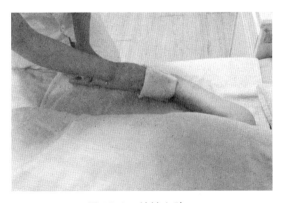

图16-3　拍拭上肢

9. 协助患者翻身侧卧,身下垫浴巾,拍拭背部。

10. 协助患者穿上衣、脱裤(穿上衣时,先穿对侧,再穿近侧,如肢体有伤,先穿患侧,再穿健侧)。

11. 肢体下垫浴巾,拍拭双下肢(图16-4)(按拍拭顺序,先近侧后对侧)。

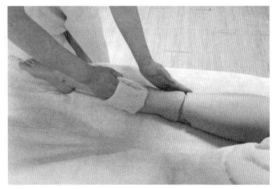

图16-4 拍拭下肢

12. 取出浴巾,协助患者穿裤(图16-5)。

13. 取下热水袋,协助患者取舒适卧位,整理床单位。

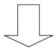

14. 整理用物,洗手,记录(记录拭浴时间、效果及患者反应)。

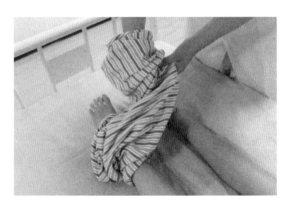

图16-5 穿裤子

15. 取下冰袋(30 min后测体温,记录,若降至39 ℃以下时取下冰袋)。

二、实训指导

【临床案例】

张先生,31岁,公司职员,既往身体健康。1天前因咳嗽、咳痰、发热来医院就诊。经门诊检查诊断为"大叶性肺炎"收入院治疗,住4病室12床,病室内还有两名患者。30 min前护士为其测量体温为39.6 ℃。医嘱:乙醇拭浴。

【操作评估】

患者是壮年男性,平素体健,对乙醇拭浴可以耐受,对身体的暴露能够接受;除"大叶性肺炎"外没有其他疾病,行动方便,能够配合护士;其为公司职员,能够很好理解护士的解释。病室内有其他患者,需要遮挡患者。

【用物准备】

治疗车上层有序放置治疗碗(内盛25%~30%乙醇约200 ml,30 ℃)、浴巾1条、小毛巾2条、热水袋(带布套)、冰袋(带布套)、清洁衣裤1套、水温计、便盆、围帘;治疗车下层放置弯盘。

【操作流程及交流用语参考】

1. 护士准备完毕。

2. 备齐用物推至床旁,放在便于操作处。

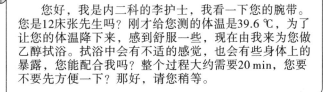

您好,我是内二科的李护士,我看一下您的腕带吗?您是12床张先生吗?刚才给您测的体温是39.6 ℃,为了让您的体温降下来,感到舒服一些,现在由我来为您做乙醇拭浴。拭浴中会有不适的感觉,也会有些身体上的暴露,您能配合我吗?整个过程大约需要20 min,您要不要先方便一下?那好,请您稍等。

3. 核对床号、姓名,向患者解释操作目的。

4. 遮挡患者,取舒适卧位。

口述:遮挡患者,酌情调节室温,放平支架。您这样躺着还舒服吗?

5. 松开床尾盖被。

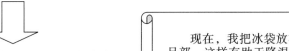

现在,我把冰袋放在您的头部;把热水袋放在您的足部,这样有助于降温,您不用紧张。

6. 放冰袋于头部,放热水袋于足部。

7. 协助患者脱上衣、松裤带、垫浴巾。

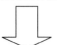

我来帮助您先脱去上衣、松开裤带，请配合我好吗？

8. 拍拭双上肢（先近侧后对侧）。

现在我开始拍拭手臂了，会有些凉，不用紧张。

9. 协助翻身，拍拭背部。

来，翻身，屈膝，双手放在腹部，我帮助您翻身，拍拭背部。

10. 协助患者穿上衣、脱裤。

背部擦好了，我帮您把衣服穿上，把裤子脱下，开始拍拭腿部了。

11. 拍拭双下肢（先近侧后对侧）。

开始拍拭腿了，会有些凉，您放松会感觉好些。

12. 取出浴巾，协助患者穿裤。

腿已经擦好了，请把腿抬起来，我把浴巾取出来，帮您穿好裤子。

13. 取下热水袋，协助患者取舒适卧位，整理床单位。

来，我帮您躺好，整理一下床铺，这样可以吗？张先生，乙醇拭浴已做好了，配合其他治疗，体温会很快降下来的，您休息吧。我把呼叫器放在枕边了，如果有什么需要，请按呼叫器，我会随时来帮助您的。

14. 整理用物，洗手，记录。

15. 取下冰袋（体温降至 39 ℃以下时取下冰袋）。

【交流用语范例】

（一）核对、解释用语

1. 您好，我是内二科的李护士，我看一下您的腕带。您是 12 床张先生吗？刚才给您测的体温是 39.4 ℃，为了让您的体温尽快降下来，感到舒服一些，现在由我来为您做乙醇拭浴。拭浴中会有不适的感觉，也会有些身体上的暴露，您能配合我吗？整个过程大约需要 20 min，您要不要先方便一下？那好，请您稍等。

2. 您好，您是 12 床张先生吗？我是您的责任护士小李，由于高热不退，现在由我来为您进行乙醇拭浴，这样会使您的体温尽快降下来，操作中会有些不舒服的感觉，您能配合我吗？

拭浴的时间有点长,您需要先方便一下吗? 那好,我先把围帘拉上。

3. 请问您是 12 床张先生吗? 我能看看您的腕带吗? 您好,我是李护士,是您的责任护士。您刚才测得的体温有点高,医生开出了乙醇拭浴的医嘱,由我来为您做,拭浴后会降低体温,感到舒服些,您能配合我吗? 拭浴时有些凉,也有些暴露,我会拉上围帘,您能接受吗? 整个过程需要 20 min 左右,需不需要先排便? 那好,我马上为您擦拭。

(二)操作中指导与交流

1. 现在,我把冰袋放在您的头部;把热水袋放在您的足部,这样有助于降温,您不用紧张。

2. 张先生,我把冰袋放在您的头部,如果有不舒服的话请您告诉我,好吗? 现在,我需要把热水袋放在您的脚底,这会使降温效果更好些。

(三)操作后嘱咐

1. 来,我帮您躺好,整理一下床铺,这样可以吗? 张先生,乙醇拭浴已做好了,配合其他治疗,体温会很快降下来的,您休息吧。我把呼叫器放在枕边了,如果有什么需要,请按呼叫器,我会随时来帮助您的。

2. 张先生,我已经为您拭浴结束了,您这样躺着舒服吗? 那好,我把床铺给您整理一下。张先生,经过乙醇拭浴,再配合其他治疗,您的体温很快就会降下来,一会我还会来为您测体温。您还有什么需要吗? 如果有需要请按枕边的呼叫器,我会马上赶来的。您休息吧,谢谢合作。

三、评分标准

	操作标准	分值	扣分细则	得分
素质评价	1. 语言清晰、流利,普通话标准	2	一项不符合要求扣 1 分	
	2. 行为举止规范、大方、优雅	3	不符合要求酌情扣分	
	3. 着装规范,符合护士仪表礼仪	3	服装、鞋帽一项不符合要求扣 1 分	
准备质量评价	1. 物品备齐,放置有序	2	物品少一样扣 1 分,放置无序扣 1 分	
	2. 操作前评估患者	2	未评估患者扣 2 分,评估与病情不符扣 1 分	
	3. 评估环境	1	未评估扣 1 分	
	4. 洗手、戴口罩	2	一项未做扣 1 分,洗手动作一步不规范扣 0.2 分	

	操作标准	分值	扣分细则	得分
操作过程质量评价	1. 用物推至床旁,放在便于操作处	2	放置位置不方便操作扣1分	
	2. 核对床号、姓名,向患者解释	6	一项未做扣2分,解释不符合病情扣1分	
	3. 遮挡患者,取舒适卧位,(口述:酌情调节室温,放平支架)	6	一项未做扣2分,未口述扣2分	
	4. 松开床尾盖被	1	未做扣1分	
	5. 放冰袋于头部,放热水袋于足部	4	一项未做扣2分,放置位置不合适各扣1分	
	6. 协助患者脱上衣,松裤带,垫浴巾	6	一项未做扣2分	
	7. 拍拭双上肢(先近侧后对侧)	12	一侧未做扣6分,漏拍拭扣3分,顺序错误扣2分	
	8. 协助患者侧卧,身下垫浴巾,拍拭背部	5	一项未做扣2分,漏拍拭扣3分	
	9. 协助患者穿上衣,脱裤	4	未协助患者扣2分,穿衣顺序错误扣2分	
	10. 拍拭双下肢(先近侧后对侧)	12	一侧未做扣6分,漏拍拭扣3分,顺序错误扣2分	
	11. 取出浴巾,协助患者穿裤	4	一项未做扣2分,穿裤方法错误扣1分	
	12. 取下热水袋,协助患者取舒适卧位,整理床单位	6	一项未做扣2分	
	13. 整理用物,洗手,记录	4	一项未做扣1分,记录少一项扣1分	
	14. 口述:30 min后测体温,若降至39 ℃以下时,取下冰袋	3	未口述扣2分,口述少一项扣1分,未取下冰袋扣2分	
终末质量评价	1. 操作过程熟练、规范	2	不符合要求酌情扣1~2分	
	2. 与患者沟通良好	2	不符合要求酌情扣1~2分	
	3. 关心患者、动作轻柔	2	不符合要求酌情扣1~2分	
	4. 操作用时不超过20 min (操作过程第2~14项为计时部分)	4	每超时30 s扣1分	

(冯爱萍　许志娟)

项目十七

热湿敷法

一、教学重点

(一)操作目的

促进局部组织血液循环,消炎、消肿、解痉、减轻疼痛。

(二)相关知识点

1. 热湿敷的水温为50 ~ 60 ℃。

2. 热湿敷部位涂凡士林的作用:减缓热传导,防止烫伤患者,使热疗效果持久。

3. 热湿敷部位覆盖物从下向上依次为:纱布、敷布、塑料薄膜、棉垫、热水袋(热湿敷部位不忌压)、毛巾。

4. 热湿敷时,每隔3 ~ 5 min 更换一次敷布,热湿敷持续时间为 15 ~ 20 min。

5. 为老人、儿童、意识不清患者热湿敷时,敷布温度应在45 ℃左右,每3 min 查看一次局部情况。

6. 面部热湿敷患者,敷后 30 min 方可外出,以防感冒。

7. 有伤口、创面或结痂患者,按无菌技术操作实施热湿敷。

(三)操作准备

1. 护士准备　着装整洁,洗手,戴口罩。

2. 患者准备　暴露需热湿敷的部位,清楚热湿敷目的,同意热湿敷,清楚怎样配合。

3. 用物准备　水盆(盛 50 ~ 60 ℃热水 1/2 满)、敷布 2 块(大小依据热湿敷部位确定)、大镊子 2 把、纱布(大小依据热湿敷部位确定)、凡士林、棉签、棉垫 1 块、水温计、治疗巾、塑料薄膜、热水袋、毛巾、洗手液、护理记录本、弯盘;另备:热源、屏风。

4. 环境准备　安静、整洁,无对流风直吹患者,酌情调节室温,用屏风或围帘遮挡患者。

（四）评估内容

1.用物准备是否完好、齐全。

2.患者的年龄、病情、意识、治疗情况；热湿敷局部皮肤情况：如颜色、温度、有无硬结及开放性伤口、淤血，有无感觉障碍及对热的耐受程度等。

3.患者对热湿敷的目的、部位是否清楚，配合程度，语言表达能力等。

4.环境是否符合要求。

（五）操作流程及操作要点

1.护士准备完毕。

2.用物推至床旁，放在便于操作处（图17-1）。

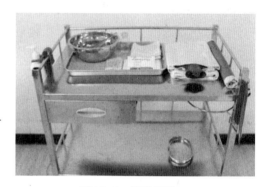

图17-1　热敷用物

3.核对床号、姓名，向患者解释。

4.遮挡患者，协助患者暴露热湿敷部位，垫治疗巾。

5.湿敷处涂凡士林，盖纱布（涂油面积大于热湿敷部位）。

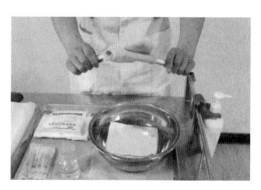

图17-2　拧敷布方法

6.长镊子拧敷布至半干（图17-2），试温度，敷患处。

7.盖塑料薄膜、棉垫、热水袋、浴巾（患处不忌压时用热水袋）。

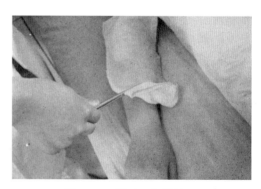

图17-3　揭开一角散热

8.热敷过程中，如患者感到烫热，揭开敷布一角散热（图17-3）。

9. 每隔 3～5 min 更换敷布。

10. 观察效果(观察局部皮肤颜色、全身状况、患者反应)。

11. 热湿敷完毕,取下用物,擦净患处。

12. 整理床单位,洗手,记录(记录热湿敷部位、时间、效果、患者反应)。

二、实训指导

【临床案例】

刘女士,62 岁,退休教师,3 天前在人行道上行走时,因道路出现坑洼不平摔倒无法站立行走。随即打电话让家属送至医院,经门诊检查诊断为:"右腿胫骨骨折;右脚踝软组织损伤",入住我院外三科 4 病室 8 床。今早,查房时患者诉右脚踝肿胀、疼痛,医嘱:右脚踝热湿敷。

【操作评估】

该患者为骨折患者,行动不便,不能完全自理,在操作过程中需要护士协助暴露脚部。其为退休教师,能够理解护士的解释,也能够配合护士进行热湿敷。患者脚踝部疼痛,护士热湿敷时动作尽可能轻柔。

【用物准备】

小水盆(盛 50～60 ℃ 热水 1/2 满)、敷布 2 块(大小依据热湿敷部位确定)、大镊子 2 把、纱布(大小依据热湿敷部位确定)、凡士林、棉签、棉垫、水温计、治疗巾、塑料薄膜、热水袋、毛巾、洗手液、护理记录本、弯盘;另备:热源如暖水瓶等。所有用物有序的放在治疗车的上下层。另备屏风。

【操作流程及交流用语参考】

1. 护士准备完毕。

请问您是8床刘女士吗？刘女士您好，我看一下您的腕带好吗？我是您的责任护士，由于您脚部摔伤引起了肿痛，一会为您进行热湿敷，大约需要20 min，您需要方便吗？如觉得太烫，请及时告诉我，以免烫伤。

2. 用物备齐推至床旁,放在便于操作处。

3. 核对床号、姓名,向患者解释。

4. 遮挡患者,协助患者暴露热湿敷部位,垫治疗巾。

请将您的脚伸出来，我帮您把脚抬起来，垫上治疗巾，防止弄湿床铺。

5. 湿敷处涂凡士林,盖纱布。

给您涂上凡士林，可以防止烫伤。

6. 长镊子拧敷布至半干,试温度,敷患处。

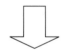

现在给您盖上敷布，如果烫的话，请马上告诉我。

7. 盖塑料薄膜、棉垫、热水袋、浴巾。

8. 热敷过程中,如患者感到烫热,揭开敷布一角散热。

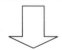

刘女士，已经给您敷上了，为了防止敷布掉落，请不要随意移动；如果感到烫，请及时告诉我。隔5 min我会帮您更换敷布，您先休息吧。

9. 更换敷布。

10. 观察效果。

刘女士，热湿敷已经20 min了，我给您取下敷布，请放松。

11.热湿敷完毕,取下用物,擦净患处。

> 　　刘女士,热湿敷好了,我帮您整理一下。您有什么不舒服吗？如果有不舒服或其他帮助,请按枕边的呼叫器,我会随时来看您的。您休息吧,谢谢配合。

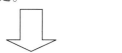

12.整理床单位,洗手、记录。

【交流用语范例】

(一)核对、解释用语

1.请问您是 8 床刘女士吗？刘女士您好,我看一下您的腕带好吗？我是您的责任护士,由于您脚部摔伤引起了肿痛,一会儿为您进行热湿敷,热湿敷时感觉太烫,请及时告诉我,以免烫伤,整个过程大约需要 20 min,您需要方便吗？

2.您好,您的床号是 8 床,您是刘女士吗？请您伸出手,我看看您的腕带。刘女士,我是您的责任护士,您的脚踝还疼吗？您看您的脚踝还有红、肿、痛的症状,为了减轻您的疼痛,由我来为您做脚踝的热湿敷,热湿敷时可能会有些热,也不能随意移动脚,您能配合我吗？整个过程大约需要 20 min,需要方便吗？那好,您稍等,我马上为您热湿敷。

(二)操作中指导与交流

1.刘女士,我已经给您敷好了,为了防止敷布掉落,请不要随意移动;如果感到烫,请及时告诉我。隔 5 min 我会帮您更换敷布,您尽可能维持这个姿势,以免敷布掉下来。

2.刘女士,敷布已经敷好了,上面还盖有热水袋、浴巾等,请您不要移动脚,以防敷布掉下来影响治疗效果。您感觉烫的话,马上给我说,我会给您散热的。您先保持这个姿势不要动,一会,我会来给您更换敷布。

(三)操作后嘱咐

1.刘女士,热湿敷好了,我帮您整理一下。您有什么不舒服吗？如果有不舒服或其他帮助,请按枕边的呼叫器,我会随时来看您的。您休息吧,谢谢配合。

2.是 8 床刘女士吗？刘女士,热湿敷的时间已经够了,您有什么不舒服吗？我帮您把敷布撤下。您还有其他需要吗？呼叫器已经给您放枕边了 如果有需要请按呼叫器,我会马上赶来的。谢谢您的配合,好好休息吧。

三、评分标准

	操作标准	分值	扣分细则	得分
素质评价	1.语言清晰、流利,普通话标准	2	一项不符合要求扣1分	
	2.行为举止规范、大方、优雅	3	不符合要求酌情扣分	
	3.着装规范,符合护士仪表礼仪	3	服装、鞋帽一项不符合要求扣1分	
准备质量评价	1.物品备齐,放置有序	2	物品少一样扣1分,放置无序扣1分	
	2.操作前评估患者	2	未评估患者扣2分,评估与病情不符扣1分	
	3.评估环境	1	未评估扣1分	
	4.洗手,戴口罩	2	一项未做扣1分,洗手动作一步不规范扣0.2分	
操作过程质量评价	1.备齐用物推至床旁,放在便于操作处	3	放置位置不方便操作扣1分	
	2.核对床号、姓名,向患者解释	6	一项未做扣2分,解释不符合病情扣1分	
	3.遮挡患者,协助患者暴露热湿敷部位,垫治疗巾	6	一项未做扣2分,治疗巾放置位置不妥扣1分	
	4.热湿敷处涂凡士林(面积大于热湿敷部位),盖纱布	6	一项未做扣3分,面积、大小不符各扣2分	
	5.长镊子拧敷布至半干,试温度,敷患处纱布上	10	未做扣10分,未拧扣4分,未试或温度不符扣6分	
	6.上盖塑料薄膜、棉垫、热水袋、浴巾	8	一项未做扣2分,顺序错误扣3分	
	7.(边口述边做)如患者感到烫热,揭开敷布一角散热	6	未做扣6分,方法错误扣4分	
	8.更换敷布(口述:每隔3~5 min更换一次)	10	未做扣10分,方法错误扣4分,未口述更换间隔时间扣3分,顺序错误扣3分	
	9.口述:观察局部皮肤颜色、全身状况、患者反应	6	未观察扣6分,观察少一项扣2分	
	10.取下用物,擦净患处	6	一项未做扣2分	
	11.整理床单位,洗手,记录热湿敷部位、时间、效果、患者反应	8	一项未做扣2分,少记一项扣1分	
终末质量评价	1.操作过程熟练、规范	2	不符合要求酌情扣1~2分	
	2.与患者沟通良好	2	不符合要求酌情扣1~2分	
	3.关心患者,动作轻柔	2	不符合要求酌情扣1~2分	
	4.操作用时不超过8 min（操作过程第2~11项为计时部分）	4	每超时30 s扣1分	

(冯爱萍　许志娟　张彩娟)

项目十八

女患者导尿术

一、教学重点

(一)操作目的

1. 为尿潴留患者引流出尿液,以减轻痛苦。

2. 协助临床诊断,如留取尿培养标本,测量膀胱容量、压力,检查残余尿,进行尿道或膀胱造影等。

3. 为膀胱肿瘤的患者进行膀胱内化疗。

(二)相关知识点

1. 导尿时体位为屈膝仰卧位,双腿略外展。

2. 初步消毒外阴方法为自上而下、由外向内。依次为阴阜、大阴唇、小阴唇、尿道口。

3. 再次消毒时,左手分开固定小阴唇,右手消毒。消毒顺序为尿道口、左右小阴唇、尿道口。

4. 插管长度:插入 4～6 cm,见尿流出再插入 1 cm。

5. 尿潴留患者第一次放尿不超过 1000 ml,以防腹压突然降低引起虚脱和血尿。

(三)操作准备

1. 护士准备　衣帽整齐,洗手,戴口罩。

2. 患者准备　了解导尿的目的及方法,做好心理准备。

3. 用物准备

(1)治疗车上层　治疗盘、无菌手套、无菌导尿包、清洁手套、无菌石蜡油棉球、消毒液、无菌持物钳、弯盘、治疗碗(内盛消毒液浸湿的棉球和血管钳)、橡胶单和垫巾、护理本、洗手液。

(2)治疗车下层　便盆、便盆巾,生活垃圾桶、医疗垃圾桶。

4．环境准备　病室整洁、明亮，必要时关闭门窗，调节室温。

（四）评估内容

病情、年龄、意思状况、排尿情况、膀胱充溢程度、会阴部皮肤黏膜状况；心理状态、合作程度及对导尿相关知识的了解程度。

（五）操作流程及操作要点。

1．护士准备完毕。

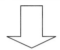

2．携用物至床旁，放在便于操作处（图18-1）。

3．核对床号、姓名、向患者解释，移椅至床尾。

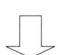

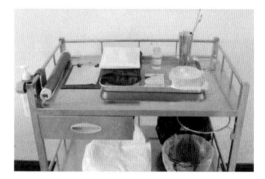

图18-1　导尿用物

4．打开便盆巾，洗手。

5．松开床尾盖被，脱去对侧裤腿盖在近侧腿上（对侧腿用被子遮盖）。

6．臀下铺橡胶单、垫巾或一次性治疗巾。

7．协助患者取屈膝仰卧位，两腿略外展。

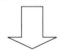

8．弯盘放于会阴处，治疗碗置弯盘后。

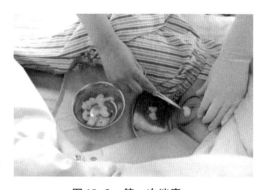

图18-2　第一次消毒

9．戴手套，进行第一次消毒（图18-2）（左手戴手套，右手持血管钳夹棉球，自上而下，由外向内，依次消毒阴阜、对侧大阴唇、近侧大阴唇、对侧小阴唇、近侧小阴唇、尿道口、肛门，每擦拭一个部位更换一个棉球）。

10. 撤去消毒用物,放于车下层,脱去手套放入弯盘内。

11. 取无菌导尿包,检查包的名称和消毒日期,置于患者两腿之间打开。

12. 用持物钳夹取包内小药杯放于包布边缘。

13. 倒消毒液于小药杯内(图18-3)。

14. 戴无菌手套。

15. 铺孔巾,使其和导尿包形成无菌区(图18-4)。

16. 排放包内物品(图18-5)(弯盘置于会阴下,小药杯置于弯盘后,包内其余物品放置于对侧,近侧留出一通道)。

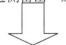

17. 润滑导管前端(润滑后一根放入治疗碗内,另一根置于对侧)。

18. 进行第二次消毒(图18-6)(顺序为由上至下先尿道口,再对侧小阴唇,近侧小阴唇,再尿道口)。

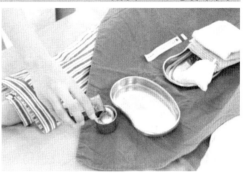

图18-3 倒消毒液

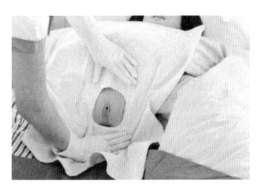

图18-4 铺洞巾

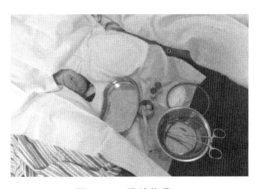

图18-5 排放物品

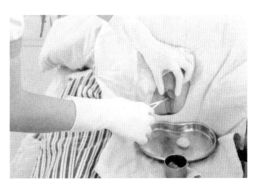

图18-6 第二次消毒

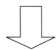

19. 消毒后将弯盘和小药杯移至无菌区边缘。

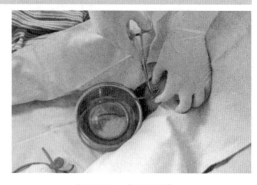

图 18-7 插导尿管

20. 插导尿管(图 18-7)(右手持血管钳夹持导尿管前端插入尿道 4~6 cm,见尿液流出后再插入 1 cm)。

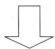

21. 接取尿标本(图 18-8)(左手固定导尿管,右手将标本瓶打开,留取少量尿液于标本瓶中,盖上瓶盖,将标本瓶置于治疗车上层)。

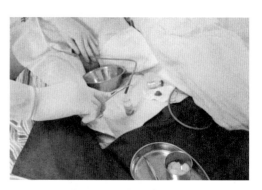

图 18-8 接取尿标本

22. 拔出导尿管(控出管内尿液,将弯盘内尿液倒于便盆中)。

23. 撤去洞巾,擦净会阴。

24. 脱去手套,整理导尿包。

25. 取出橡胶单、治疗巾。

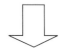

26. 协助患者穿好裤子,取舒适卧位,整理床单位。

27. 询问患者无需要后,清理用物,洗手。

28. 记录,尿标本贴标签后及时送检。

二、实训指导

【临床案例】

张女士,40 岁,初中文化程度。因车祸造成脊椎 C_1、C_2 半脱位,作牵引治疗,效果不佳,还未手术。患者目前尿潴留,潴留量为 1200～1300 ml,情绪焦虑不安,经热敷、按摩等方法未能解除。医嘱:导尿。

【操作评估】

根据以上案例分析,患者尿潴留,已采用了多种方法,但仍未解除痛苦,遵医嘱进行导尿,在实施过程中应注意心理护理,屏风遮挡,保护患者自尊,以缓解其窘迫及焦虑不安的状况;操作中严格遵守无菌原则,选择光滑适宜的导尿管,动作轻柔,避免损伤尿道黏膜及误入阴道,防止泌尿系统感染。

【用物准备】

1. 治疗车上层　治疗盘、无菌手套、无菌导尿包、清洁手套、无菌石蜡油棉球、消毒液、无菌持物钳、弯盘、治疗碗(内盛消毒液浸湿的棉球和血管钳)、橡胶单和垫巾、护理本、洗手液。

2. 治疗车下层　便盆、便盆巾,生活垃圾桶、医疗垃圾桶。

【操作流程及交流用语参考】

1. 护士准备完毕。

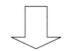

　　您好,你是一床张××吗?我是您的责任护士,因为您现在出现排尿困难,遵医嘱由我给你插一根尿管,目的是解除您排尿困难所带来的痛苦,希望您能配合一下好吗?我会尽量操作轻一些。

2. 携用物至床旁,放在便于操作处。

3. 核对床号、姓名,向患者解释,移椅至床尾。

4. 打开便盆巾,洗手。

5. 松开床尾盖被,脱去对侧裤腿盖在近侧腿上(对侧腿用被子遮盖)。

> 张阿姨,我帮您把左侧的裤子脱下来,麻烦您配合一下。两腿屈膝略微外展,您这样躺可以吗?

6. 臀下铺橡胶单、垫巾或一次性治疗巾。

> 张阿姨,麻烦您抬一下臀部,给您铺上一块治疗巾,是为了保护床单整洁、干净。

7. 协助患者取屈膝仰卧位,两腿略外展。

> 张阿姨,您的腿分开,稍弯曲一点,很好,就这样。

8. 弯盘放于会阴处,治疗碗置弯盘后。

> 现在给您消毒了,有点凉,请不要紧张。

9. 戴手套,进行第一次消毒。

10. 撤去消毒用物,放于车下层,脱去手套放入弯盘内。

11. 取无菌导尿包,检查包的名称和消毒日期,置于患者两腿之间打开。

12. 用持物钳夹取包内小药杯放于包布边缘。

13. 倒消毒液于小药杯内。

14. 戴无菌手套。

15. 铺孔巾,使其和导尿包形成无菌区。

16. 排放包内物品。

17. 润滑导管前端。

还需要再消毒一次。

18. 进行第二次消毒。

现在给您消毒了,有点凉,请不要紧张。

19. 消毒后将弯盘和小药杯移至无菌区边缘。

20. 插导尿管。

现在尿已经排出来了,管也拔了,您是不是感觉舒服多了,来我帮你把裤子穿上,您这样躺行吗?谢谢您的配合,那您休息吧。

21. 接取尿标本。

22. 拔出导尿管。

23. 撤去洞巾,擦净会阴。

24. 脱去手套,整理导尿包。

25. 取出橡胶单、垫巾。

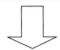

26. 协助患者穿好裤子,取舒适卧位,整理床单位。

27. 询问患者无需要后,清理用物,洗手。

28. 记录,尿标本贴标签后及时送检。

【交流用语范例】

(一)核对、解释用语

1. 您好,请问您是×床×××吗? 您现在憋得很难受吧? 给您插个导尿管,把尿放出来就好了,插管时可能稍微有一点不舒服,不用紧张,我会尽量轻一些。

2. 您是×床×××吗? 您现在一直发烧,与您泌尿系感染有关系,我给您插根导尿管,取出一些标本做化验检查,这样就可以更好地选择药物了。不会太痛苦的,不用紧张,我尽量轻一些,一会儿我用屏风给您挡一下。

(二)操作中指导与交流

1. 现在需要先脱下一条裤腿,您抬一下臀部,很好。

2. 再抬一下,给您垫一块治疗巾,这样床单就不会污染了。

3. 给您消毒,有些凉,不用紧张 。

4. 您坚持一下,还需要再消毒一次。

5. 我要为您插管了,您先深呼吸,千万不要紧张,我会轻一些的。

(三)操作后嘱咐

1. 您配合得很好,谢谢您,现在已经把导尿管拔出来了,您是不是感觉好多了呢? 请您休息吧,如果有什么需要请及时按床头呼叫器,通知我们,我们也会定时过来巡视病房的。

2. 已经完成了,现在您先休息,我把标本送去检查,结果出来后,我会及时通知医生,这样就可以很快选择更合适的药物了。您有什么事,可以按床头的呼叫器,我也会经常来看您的,谢谢您的配合。

三、评分标准

	操作标准	分值	扣分细则	得分
素质评价	1.语言柔和、恰当,态度和蔼可亲 2.行为举止规范、大方、优雅 3.着装规范,符合护士仪表礼仪	2 3 3	一项不符合要求扣1分 不符合要求酌情扣分 服装、鞋帽一项不符合要求扣1分	

	操作标准	分值	扣分细则	得分
准备质量评价	1. 物品备齐,放置有序	2	物品少一样扣1分,放置无序扣1分	
	2. 评估患者	2	未评估患者扣2分,评估与病情不符扣1分	
	3. 评估环境	1	未评估扣1分	
	4. 洗手,戴口罩	2	一项未做扣1分,洗手动作一步不规范扣0.2分	
操作过程质量评价	1. 携用物至床旁,置于方便操作处	2	未做扣2分,位置不妥扣0.5分	
	2. 核对床号、姓名,向患者解释	3	一项未做扣1分	
	3. 移椅至床尾	1	未做扣1分	
	4. 打开便盆巾,洗手	2	一项未做扣1分	
	5. 松开床尾盖被,脱去对侧裤腿盖在近侧腿上,对侧腿用被子遮盖	4	一项未做扣1分,遮盖不妥扣1分	
	6. 臀下铺橡胶单、垫巾或一次性治疗巾	2	未做扣2分,位置不妥扣1分	
	7. 协助患者取仰卧屈膝位,两腿略外展	2	未做扣2分,卧位不当扣1分	
	8. 弯盘放于会阴处,治疗碗置弯盘后	3	一项未做扣1分,放置位置不妥扣1分	
	9. 左手戴手套,右手持血管钳夹棉球对外阴进行第一次消毒,顺序为横擦阴阜,从上向下擦对侧大阴唇、近侧大阴唇、对侧小阴唇、近侧小阴唇、尿道口、肛门,每擦拭一个部位更换一个棉球,消毒范围内不得有空隙	6	未戴手套扣1分,持钳方法不正确扣1分,一个部位消毒不到位扣0.5分,一次未更换棉球扣1分,消毒有空隙扣1分,擦拭顺序错误扣1分	
	10. 撤去消毒用物,放于车下层,脱去手套放入弯盘内	2	一项未做扣1分,顺序颠倒扣1分	
	11. 取无菌导尿包,检查包的名称和消毒日期,置于患者两腿之间打开	5	一项未做扣1分,检查不全面扣1分,放置不妥扣1分,污染扣1分	
	12. 用持物钳夹取包内小药杯放于包布边缘	3	未做扣3分,持钳方法错误扣1分,污染扣1分	
	13. 倒消毒液于小药杯内	2	未做扣2分,污染扣1分	
	14. 戴无菌手套,铺洞巾,排放包内物品	3	一项未做扣1分	
	15. 进行第二次消毒,由上至下先尿道口,再对侧小阴唇,近侧小阴唇,再尿道口	4	未做扣3分,一个部位消毒不到位扣0.5分,一次未更换棉球扣1分,消毒顺序错误扣1分	
	16. 消毒后将弯盘和小药杯移至无菌区边缘	2	未做扣2分,污染扣1分	
	17. 用血管钳夹持导尿管插入尿道4～6 cm(口述见尿液流出后再插入1 cm),血管钳夹住导尿管	6	插管方法不正确扣2分,插入深度不够扣2分,未口述扣1分	
	18. 左手固定导尿管,右手将标本瓶打开,留取少量尿液于标本瓶中,盖瓶盖,将标本瓶置于治疗车上层	4	未做扣4分,方法不正确扣1分,尿液倒出扣1分,标本瓶放置不妥扣1分,污染扣1分	
	19. 拔出导尿管,控出管内尿液,将尿液倒入便盆中	3	一项未做扣1分	
	20. 撤去洞巾,擦净会阴	2	一项未做扣1分	
	21. 脱去手套,整理导尿包,置于治疗车下层	3	一项未做扣1分	
	22. 取出橡胶单、垫巾	2	未做扣2分	
	23. 协助患者穿好裤子,取舒适卧位,整理床单位	4	一项未做扣1分,床单位不整齐扣1分	
	24. 询问患者无需要后,清理用物,洗手	3	一项未做扣1分	
	25. 口述:记录,尿标本贴标签后及时送检	2	一项未述扣1分	
终末质量评价	1. 动作熟练优美,操作规范	2	酌情扣分	
	2. 无菌观念强,全程无污染	4	污染1次扣1分,污染3次以上全扣	
	2. 护患沟通有效,解释符合临床实际,操作过程体现人文关怀	2	酌情扣分	
	4. 操作用时不超过8 min(操作过程第2～24项为计时部分)	2	每超时30 s扣1分	

(魏晓琳　高晓梅)

项目十九

男患者留置导尿术

一、教学重点

(一) 操作目的

1. 抢救休克、危重患者时准确记录尿量,测量尿相比密度,以密切观察病情变化。

2. 为盆腔器官手术前患者引流尿液,以排空膀胱,避免术中误伤。

3. 为某些泌尿系统手术后患者留置导尿管,便于引流和冲洗,并减轻手术切口张力,利于愈合。

4. 为昏迷、瘫痪等尿失禁患者或会阴部有伤口的患者留置导尿管,以保持会阴部清洁干燥。

(二) 相关知识点

1. 导尿时体位为仰卧位,双腿平放略分开。

2. 初步消毒外阴顺序:阴阜、阴茎、阴囊、尿道口、龟头、冠状沟。

3. 再次消毒时,左手固定阴茎,右手持血管钳依次消毒尿道口、龟头及冠状沟。

4. 插管时,左手提起阴茎使之与腹壁成60°角,插入20~22 cm,见尿液流出再进5~7 cm。

5. 固定导尿管时根据导尿管上注明的气囊容积向气囊内注入等量的生理盐水,夹紧管腔口,向外轻拉。

6. 连接集尿袋,固定引流管时留出足够的长度,集尿袋固定于床沿低于膀胱的位置。

(三) 操作准备

1. 护士准备　洗手、戴口罩。

2. 患者准备　了解留置导尿的目的及如何配合操作,做好心理准备。

3. 用物准备

（1）治疗车上层　治疗盘、无菌手套、无菌导尿包、清洁手套、0.9%氯化钠注射液、消毒液、无菌持物钳、弯盘、治疗碗（内放消毒液浸湿的棉球和血管钳）、集尿袋、无菌石蜡油棉球、5 ml注射器、双腔气囊导尿管、橡胶单和垫巾、弯盘、护理本、洗手液。

（2）治疗车下层　便盆、便盆巾，生活垃圾桶、医疗垃圾桶。

4. 环境准备　病室整洁、明亮，遮挡患者，必要时关闭门窗，调节室温。

（四）评估内容

1. 患者病情、年龄、意识状态、自理能力、耐受力、排尿情况、心理状态及合作程度。

2. 患者膀胱充盈程度、导尿的目的、环境的隐蔽情况。

（五）操作流程及操作要点。

1. 护士准备完毕。

2. 备齐用物推至床旁，放在便于操作处（图19-1）。

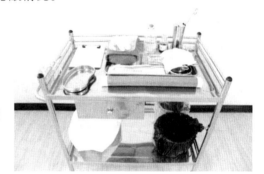

图 19-1　导尿用物

3. 核对床号、姓名、向患者解释，移椅至床尾。

4. 打开便盆巾，洗手。

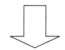

5. 松开床尾盖被，脱去对侧裤腿盖在近侧腿上（对侧腿用被子遮盖）。

6. 臀下铺橡胶单、垫巾或一次性治疗巾。

7. 协助患者取仰卧位，两腿平放略分开。

8. 弯盘放于会阴处，治疗碗置弯盘后。

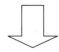

9. 戴手套,进行第一次消毒(图19-2)(左手戴手套,右手持血管钳夹棉球,依次消毒阴阜、阴茎上、阴茎下、阴囊、尿道口,自尿道口向外旋转擦拭消毒尿道口、龟头及冠状沟数次。每擦拭一个部位更换一个棉球)。

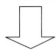

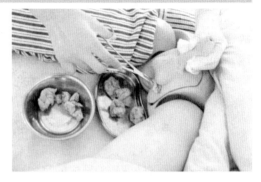

图 19-2 第一次消毒

10. 撤去消毒用物,放于车下层,脱去手套放入弯盘内,取出并固定集尿袋。

11. 取无菌导尿包,检查包的名称和消毒日期,置于患者两腿之间打开。

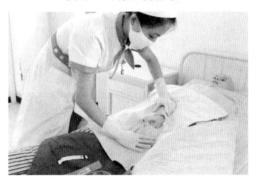

图 19-3 铺洞巾

12. 用无菌持物钳夹取包内小药杯放于包布边缘。

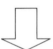

13. 倒消毒液于小药杯内,再倒适量无菌生理盐水于另一小药杯内,将石蜡油棉球、注射器、导尿管放于无菌区内。

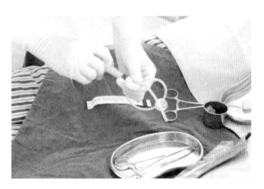

图 19-4 检查气囊

14. 戴无菌手套。

15. 铺洞巾(图19-3)。

16. 排放包内物品,检查导尿管气囊(图19-4)。

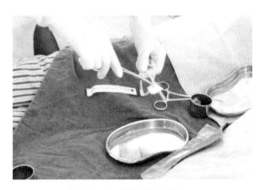

17. 润滑导管前端(图19-5)。

图 19-5 润滑导尿管

18.进行第二次消毒(图19-6)(由尿道口螺旋向外消毒至冠状沟数次,每个棉球限用一次)。

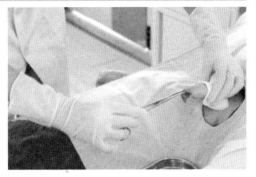

图19-6 第二次消毒

19.消毒后将弯盘和小药杯移至无菌区边缘。

20.插导尿管(图19-7)(左手提起阴茎使之与腹壁成60°,右手将弯盘移至会阴处,用血管钳夹持导尿管对准尿道口轻轻插入20～22 cm,见尿液流出后再插入5～7 cm)。

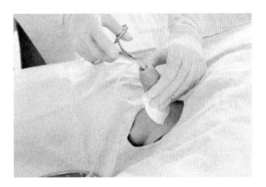

图19-7 插导尿管

21.固定导尿管(图19-8)(血管钳夹闭导尿管尾端,向气囊内注入生理盐水充起气囊,然后轻拉导尿管有阻力感)。

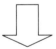

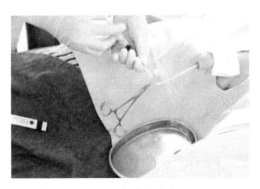

22.撤去洞巾,连接集尿袋(图19-9)(集尿袋固定于低于膀胱的位置)。

23.倒掉尿液,脱去手套,整理导尿包。

图19-8 气囊内注水

24.取出橡胶单、垫巾。

25.协助患者穿好裤子,取舒适卧位,整理床单位。

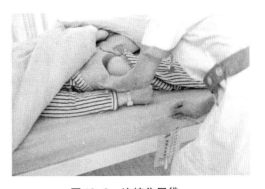

图19-9 连接集尿袋

26. 询问患者无需要后,清理用物,洗手。

二、实训指导

【临床案例】

王先生,50 岁,农民,即将进行剖腹探查手术,根据医嘱,术前留置导尿。

【操作评估】

根据以上案例分析,患者即将进行的是腹腔手术,为了避免术中误伤膀胱,术前进行留置导尿,以排空膀胱。患者系农民,对导尿操作不够了解,操作前需对患者做好解释,操作中严格遵守无菌操作,并将集尿袋固定的位置及必要性向其说明,以防尿液逆流。

【用物准备】

1. 治疗车上层　治疗盘、无菌手套、无菌导尿包、清洁手套、0.9% 氯化钠注射液、消毒液、无菌持物钳、弯盘、治疗碗(内放消毒液浸湿的棉球和血管钳)、集尿袋、无菌石蜡油棉球、5 ml 注射器、双腔气囊导尿管、橡胶单和垫巾、弯盘、护理本、洗手液。
2. 治疗车下层　便盆、便盆巾,生活垃圾桶、医疗垃圾桶。

【操作流程及交流用语参考】

1. 护士准备完毕。

2. 备齐用物推至床旁,放在便于操作处。

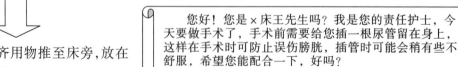

您好！您是×床王先生吗？我是您的责任护士,今天要做手术了,手术前需要给您插一根尿管留在身上,这样在手术时可防止误伤膀胱,插管时可能会稍有些不舒服,希望您能配合一下,好吗？

3. 核对床号、姓名,向患者解释,移椅至床尾。

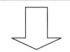

4. 打开便盆巾,洗手。

5. 松开床尾盖被,脱去对侧裤腿盖在近侧腿上(对侧腿用被子遮盖)。

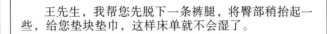
王先生,我帮您先脱下一条裤腿,将臀部稍抬起一些,给您垫块垫巾,这样床单就不会湿了。

6. 臀下铺橡胶单、垫巾或一次性治疗巾。

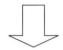

7. 协助患者取仰卧位,两腿平放略分开。

来,把腿稍分开一些,一会我要把物品放在您两腿中间,尽量不要动,好吗?

8. 弯盘放于会阴处,治疗碗置弯盘后。

现在我要为您消毒了,可能有点凉,请稍坚持一下。

9. 戴手套,进行第一次消毒。

10. 撤去消毒用物,放于车下层,脱去手套放入弯盘内,取出并固定集尿袋。

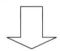

11. 取无菌导尿包,检查包的名称和消毒日期,置于患者两腿之间打开。

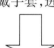

12. 用无菌持物钳夹取包内小药杯放于包布边缘。

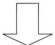

13. 倒消毒液于小药杯内,再倒适量无菌生理盐水于另一小药杯内,将石蜡油棉球、注射器、导尿管放于无菌区内。

14. 戴无菌手套。

15. 铺洞巾。

16. 摆放包内物品,检查导尿管气囊。

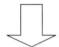

17. 润滑导管前端。

18. 进行第二次消毒。

> 还要再消毒一次,请您配合一下。

19. 消毒后将弯盘和小药杯移至无菌区边缘。

> 现在要给您插管了,请您作深呼吸不要用力,放松。

20. 插导尿管。

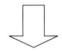

21. 固定导尿管。

> 集尿袋固定在这了,不要压住这个连接管。您如果想下床活动,可以把袋子解下来,但是,一定不能让袋子高过腹部。

22. 撤去洞巾,连接集尿袋。

23. 倒掉尿液,脱去手套,整理导尿包。

> 王先生,已经插好管了,再把臀部稍抬起一些,我要取出治疗巾。我帮您把裤子穿好,这样躺着舒服吗?

24. 取出橡胶单、垫巾。

25. 协助患者穿好裤子,取舒适卧位,整理床单位。

您还有什么需要吗? 如果有事, 可以按床头的呼叫器, 我也会随时来看您的。

26. 询问患者无需要后,清理用物,洗手。

【交流用语范例】

(一)核对、解释用语

1. 您好! 您是×床王先生吗? 我是您的责任护士,由于您今天要做腹部手术,需要给您插根尿管,目的是避免手术当中误伤膀胱,插管时可能会感觉有些不舒服,我会尽量轻一些,您看行吗?

2. ×床先生,您是叫王××吗? 您最近不能正常排尿,我给您插一根导尿管留在身上,这样可以防止床铺湿了,插管不会太痛苦,很快就可以完成的,我尽量轻一些,请放心。

(二)操作中指导与交流

1. 王先生,把臀部稍抬一下,要给您脱下一条裤腿。
2. 再抬一下好吗,下面垫上治疗巾,可以防止床单弄湿了。
3. 要消毒了,稍有些凉,您坚持一下。
4. 王先生,现在要给你插管了,请您深呼吸、放松、不要紧张。

(三)操作后嘱咐

1. 管子插好了,也固定在这了,请尽量不要压着管子,也不要把集尿袋抬高。记住,集尿袋要始终低于膀胱的位置。

2. 王先生,尿管已经插好了,您配合得真好,谢谢您! 如翻身或平卧时注意不要压住尿管或引流管,若有感觉不适请及时通知我们,我们也会随时巡视病房的,不打扰您了,休息吧!

三、评分标准

	操作标准	分值	扣分细则	得分
素质评价	1. 语言柔和、恰当,态度和蔼可亲	2	一项不符合要求扣1分	
	2. 行为举止规范、大方、优雅	3	不符合要求酌情扣分	
	3. 着装规范,符合护士仪表礼仪	3	服装、鞋帽一项不符合要求扣1分	

	操作标准	分值	扣分细则	得分
准备质量评价	1. 物品备齐,放置有序	2	物品少一样扣1分,放置无序扣1分	
	2. 评估患者	2	未评估患者扣2分,评估与病情不符扣1分	
	3. 评估环境	1	未评估扣1分	
	4. 洗手,戴口罩	2	一项未做扣1分,洗手动作一步不规范扣0.2分	
操作过程质量评价	1. 携用物至床旁,置于方便操作处	2	未做扣2分,位置不妥扣0.5分	
	2. 核对床号、姓名,向患者解释	3	一项未做扣1分	
	3. 移椅至床尾	1	未做扣1分	
	4. 打开便盆巾,洗手	2	一项未做扣1分	
	5. 松开床尾盖被,脱去对侧裤腿盖在近侧腿上,对侧腿用被子遮盖	4	一项未做扣1分,遮盖不妥扣1分	
	6. 臀下铺橡胶单、垫巾或一次性治疗巾	2	未做扣2分,位置不妥扣1分	
	7. 协助患者取仰卧位,两腿平放略分开	2	未做扣2分,卧位不当扣1分	
	8. 弯盘放于会阴处,治疗碗置弯盘后	3	一项未做扣1分,放置位置不妥扣1分	
	9. 左手戴手套,右手持血管钳夹棉球进行第一次消毒,每擦拭一个部位更换一个棉球	6	未戴手套扣1分,持钳方法不正确扣1分,一个部位消毒不到位扣0.5分,一次未更换棉球扣1分,消毒有空隙扣1分,擦拭顺序错误扣1分	
	10. 撤去消毒用物,放于车下层,脱去手套放入弯盘内,取出并固定集尿袋	4	一项未做扣1分,顺序颠倒扣1分,集尿袋固定位置不妥扣1分	
	11. 取无菌导尿包,检查包的名称和消毒日期,置于患者两腿之间打开	3	一项未做扣1分,检查不全面扣1分,放置不妥扣1分,污染扣1分	
	12. 用持物钳夹取包内小药杯放于包布边缘	3	未做扣3分,持钳方法错误扣1分,污染扣1分	
	13. 倒消毒液于小药杯内,再倒适量无菌生理盐水于另一小药杯内,将石蜡油棉球、注射器、导尿管放于无菌区内	5	一项未做扣1分,污染扣1分	
	14. 戴无菌手套,铺洞巾,排放包内物品,检查气囊	4	一项未做扣1分	
	15. 进行第二次消毒	4	未做扣3分,一个部位消毒不到位扣0.5分,一次未更换棉球扣1分,消毒顺序错误扣1分	
	16. 消毒后将弯盘和小药杯移至无菌区边缘	2	未做扣2分,污染扣1分	
	17. 左手提起阴茎使之与腹壁呈60°角,右手将弯盘移至会阴处,用血管钳夹持导尿管对准尿道口轻轻插入20~22 cm,见尿液流出再插入5~7 cm(插入深度边做边口述),夹闭导尿管	6	插管方法不正确扣2分,插入深度不够扣2分,未口述扣1分,未夹管扣1分	
	18. 向气囊内注入生理盐水后牵拉导尿管固定	4	未做扣4分,方法不正确扣1分,固定不牢扣2分	
	19. 撤去洞巾,连接集尿袋	2	一项未做扣1分	
	20. 倒掉尿液,脱去手套,整理导尿包,置于治疗车下层	4	一项未做扣1分	
	21. 取出橡胶单、垫巾	2	一项未做扣1分	
	22. 协助患者穿好裤子,取舒适卧位,整理床单位	4	一项未做扣1分,床单位不整齐扣1分	
	23. 询问患者无需要后,清理用物,洗手	3	一项未做扣1分	

	操作标准	分值	扣分细则	得分
终末质量评价	1. 动作熟练优美,操作规范	2	不符合要求酌情扣分	
	2. 无菌观念强,全程无污染	4	污染1次扣1分,污染3次以上全扣	
	2. 护患沟通有效,解释符合临床实际,操作过程体现人文关怀	2	不符合要求酌情扣分	
	4. 操作用时不超过10 min （操作过程第2~23项为计时部分）	2	每超时30 s扣1分	

（魏晓琳　高晓梅）

项目二十

大量不保留灌肠法

一、教学重点

(一)操作目的

1. 解除便秘和肠胀气。

2. 清洁肠道,为手术、检查或分娩做准备。

3. 稀释并清除肠道内有毒物质,减轻中毒。

4. 为高热患者降温。

(二)相关知识点

1. 灌肠溶液常用0.1% ~0.2% 的肥皂液、生理盐水;成人每次用量为500 ~1000 ml,小儿200 ~500 ml;溶液温度为39 ~41 ℃,降温时用28 ~32 ℃,中暑用4 ℃生理盐水。

2. 插管长度成人为7 ~10 cm,小儿4 ~7 cm。

3. 灌肠液面距肛门40 ~60 cm。

4. 灌肠过程中密切观察袋内液面下降情况和患者的反应,如腹胀或便意,嘱患者张口深呼吸,并降低灌肠筒的高度。

5. 嘱患者尽量保留5 ~10 min 后再排便。

6. 消化道出血、妊娠、急腹症、严重心血管疾病的患者禁忌灌肠。

7. 肝性脑病患者,禁用肥皂液灌肠;伤寒患者,溶液量不得超过500 ml,压力要低(即液面不得高于肛门30 cm);充血性心力衰竭或水钠潴留的患者禁用等渗盐水溶液灌肠。

(三)操作准备

1. 护士准备　衣帽整齐,洗手,戴口罩。

2. 患者准备　了解灌肠的目的、注意事项及配合方法。

3. 用物准备　治疗盘内备:灌肠筒(灌肠袋)、肛管(24 ~26 号)、灌肠溶液、弯盘、血管钳、润滑剂、棉签、橡胶单及垫巾、手套、卫生纸、水温计、便盆及便盆巾、输液架、屏风。

4.环境准备　安静、整洁、光线充足,酌情关闭门窗,遮挡患者。

(四)评估内容

1.病情、年龄、意识状况、排便习惯、肛门部位皮肤黏膜情况。

2.心理状态、合作程度及对灌肠法相关知识的了解程度。

3.环境是否符合操作要求。

(五)操作流程及操作要点。

1.护士准备完毕。

2.将用物推至床旁,放至合适位置(图20-1)。

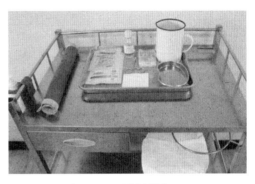

图20-1　灌肠用物

3.核对床号、姓名,向患者及家属解释操作目的和配合方法。

4.协助患者取左侧卧位,双膝屈曲,脱裤至膝部,臀部移至床沿。

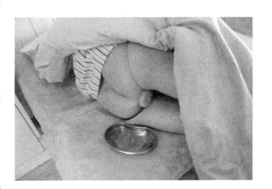

图20-2　体位及弯盘位置

5.臀下垫橡胶单和垫巾,臀边放弯盘(图20-2)。

6.挂灌肠筒(袋)于输液架上,筒内液面距肛门40~60 cm(图20-3)。

7.戴手套,连接肛管,润滑肛管前端,排净空气,夹管(图20-4)。

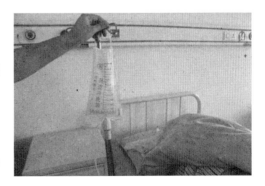

图20-3　挂灌肠筒

8.分开臀部,显露肛门,插入肛管(图20-5)(插管时嘱患者做深呼吸,右手持肛管轻轻插入直肠 7 ~ 10 cm,固定肛管)。

9. 打开钳子或调节器,使溶液缓缓流入(灌肠过程中随时观察筒内液面下降情况及患者反应,如患者出现脉速、面色苍白、出冷汗、剧烈腹痛、心慌气急时,应立即停止灌肠),待溶液即将灌完时夹管。

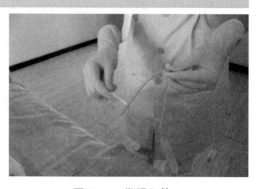

图 20-4　润滑肛管

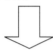

10. 用卫生纸包住肛管轻轻拔出置弯盘内,擦净肛门。

11. 协助患者平卧,嘱患者尽量坚持 5 ~ 10 min后排便。

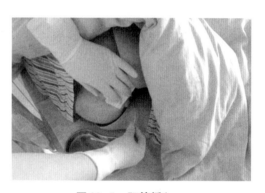

图 20-5　肛管插入

12. 排便后及时取出便器,撤去橡胶单及垫巾。

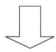

13. 协助患者穿好裤子,取舒适体位。

14. 整理床单位,开窗通风换气。

15. 洗手并记录。

二、实训指导

【临床案例】

陈女士,28 岁,年前初产 1 子,产后大便干结,服用导泻药即大便通畅,停药后便秘更加严重,如此反复。来诊时,大便每 7 ~ 8 d 一次,入厕时疼痛难忍,排便困难。医嘱:大量不保留灌肠。

【操作评估】

根据以上病例分析,患者大便干结近日加重,入厕时疼痛难忍。大量不保留灌肠的目的是解除便秘、缓解症状。灌肠前评估肛门部位皮肤黏膜状况,根据灌肠目的选择 0.1% ~ 0.2% 的肥皂液,操作后为患者进行健康教育,指导患者养成定时排便习惯,建立合理食谱,进行适当活动。

【用物准备】

灌肠筒(灌肠袋)、肛管(24 ~ 26 号)、灌肠溶液、弯盘、血管钳、润滑剂、棉签、橡胶单及垫巾、手套、卫生纸、水温计、便盆及便盆巾、输液架、屏风。

【操作流程及交流用语参考】

1. 护士准备完毕。

×床,陈女士是吗? 我看一下您的腕带。一会儿我为您进行灌肠,这样可以解除便秘,缓解疼痛,希望您可以配合一下,好吗?

2. 将用物推至床旁,放至合适位置。

3. 核对、床号、姓名,向患者及家属解释操作目的和配合方法。

4. 协助患者取左侧卧位,双膝屈曲,脱裤至膝部,臀部移至床沿。

5. 臀下垫橡胶单和垫巾,臀边放弯盘。

> 陈女士,向左侧翻身,双腿屈曲,我帮你把裤子向下退一些,臀部靠近床沿一些,好,再抬一下臀部,我给您铺上治疗巾,这样就不会污染床单了。

6. 挂灌肠筒(袋)于输液架上,筒内液面距肛门 40~60 cm。

7. 戴手套,连接肛管,润滑肛管前端,排净空气,夹管。

8. 分开臀部,显露肛门,插入肛管。

> 要插管了,请您放松,做深呼吸好吗?

9. 打开钳子或调节器,使溶液缓缓流入。

> 液体已经顺利流入了,您有什么不舒服的吗?如果您感觉到心慌气急、出冷汗请及时告诉我。

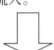

10. 用卫生纸包住肛管轻轻拔出置弯盘内,擦净肛门。

11. 协助患者平卧,嘱患者坚持 5~10 min 后排便。

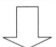

12. 排便后及时取出便器,撤去橡胶单及垫巾。

> 肛管已经拔出,请您尽量忍耐 5~10 min后再排便好吗?

13. 协助患者穿好裤子,取舒适体位。

> 我帮您穿上裤子,您这样躺着还舒服吗?谢谢您的配合,在以后的膳食中希望您可以多饮水,多食蔬菜、粗粮,安排适当的活动,好吗,那您休息吧。

14. 整理床单位,开窗通风换气。

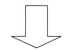

15.洗手并记录。

【交流用语范例】

（一）核对、解释用语

1.请问您是1床陈女士吗？我看一下您的腕带。您好,一会儿我来为您进行大量不保留灌肠,这样可以解除便秘,缓解痛苦。可以吗？我先去准备一下,一会儿就来。

2.1床,陈女士,是吗？我看一下您的腕带。您好,我是您的责任护士,医生刚为您开了医嘱进行大量不保留灌肠,这样可以缓解您的便秘状况,请您配合一下好吗？

（二）操作中指导与交流

1.我们采取左侧卧位,来,我帮您脱去裤子,脱到膝部就可以了。

2.要为您插管了,请您做深呼吸,放松,您配合得很好。

3.液体流入的非常顺畅,您现在有什么不舒服吗？如果您有便意请您做深呼吸,如果您感觉肚子痛、出冷汗、心慌时,请及时告诉我。

4.液体已经灌完,我来为您拔管。现在灌肠管已经拔出,请您尽量忍耐 5～10 min 后再排便好吗？

（三）操作后嘱咐

1.您现在感觉是不是舒服了些呢？在以后的日常生活中,您需要养成定时排便的习惯,多饮水,多食蔬菜、水果、小米、粗粮等含膳食纤维丰富的食物,安排适当的活动,例如散步、太极拳等。相信通过一段时间的努力,您的便秘状况一定会改善的,谢谢您的配合,那您休息吧。

2.这次经过灌肠粪便排出来了,以后您还需要多注意饮食,多吃一些粗纤维的食物,多喝水,适当进行运动,这样可以防止便秘的发生。

三、评分标准

	操作标准	分值	扣分细则	得分
素质评价	1.语言清晰、流利,普通话标准	2	一项不符合要求扣1分	
	2.行为举止规范、大方、优雅	3	不符合要求酌情扣分	
	3.着装规范,符合护士仪表礼仪	3	服装、鞋帽一项不符合要求扣1分	

	操作标准	分值	扣分细则	得分
准备质量评价	1. 物品备齐,放置有序	2	物品少一样扣1分,放置无序扣1分	
	2. 操作前评估患者	2	未评估患者扣2分,评估与病情不符扣1分	
	3. 评估环境	1	未评估扣1分	
	4. 洗手,戴口罩	2	一项未做扣1分,洗手动作一步不规范扣0.2分	
操作过程质量评价	1. 备齐用物携至床旁,放在便于操作处	2	放置位置不方便操作扣1分	
	2. 核对床号、姓名,向患者及家属解释	3	一项未做扣1分	
	3. 协助患者取左侧卧位,双膝屈曲,脱裤至膝部,臀部移至床沿	8	未协助患者扣2分,体位不妥扣1分	
	4. 臀下垫橡胶单和垫巾,臀边 放弯盘	6	一项未做扣2分	
	5. 挂灌肠筒于输液架上,筒内液面距肛门40～60 cm	4	未做扣4分,高度不合适扣3分	
	6. 戴手套,连接肛管,润滑肛管前端,排净空气,夹管	10	一项未做扣2分	
	7. 分开臀部,显露肛门,嘱患者做深呼吸、右手持肛管轻轻插入直肠7～10 cm,固定肛管	8	未嘱咐患者合作方法扣1分,分开臀部方法错误扣1分,插入长度不符扣5分	
	8. 打开钳子或调节器,使溶液缓缓流入,观察筒内液面下降情况,(口述:如患者感觉腹胀或有便意,可嘱患者张口深呼吸,并降低灌肠筒的高度,如患者出现脉速、面色苍白、出冷汗、剧烈腹痛、心慌气促,应立即停止灌肠)	10	未观察液面下降情况扣2分,未观察患者反应扣2分,口述少一项扣1分夹管不及时扣2分	
	9. 口述:待溶液要灌完时,夹管	4	一项未做扣2分	
	10. 用卫生纸包住肛管轻轻拔出置弯盘内,擦净肛门	6	一项未做扣3分,拔管方法不正确扣2分	
	11. 协助患者平卧,嘱患者尽量忍耐5～10 min后排便	4	一项未做扣2分,卧位不妥扣1分	
	12. 口述:排便后及时取出便器,撤去橡胶单及垫巾	2	一项未做扣1分	
	13. 协助患者穿好裤子,取舒适体位	2	一项未做扣2分	
	14. 整理床单位,(口述:开窗通风换气)	4	一项未做扣2分,床单位不整齐扣1分	
	15. 洗手并记录	2	一项未做扣1分	
终末质量评价	1. 动作熟练优美,操作规范	2	如不符合要求酌情扣1～2分	
	2. 操作前、中、后与患者保持良好沟通	2	根据情况酌情扣分	
	3. 操作中无过多暴露患者,应变能力强	2	一项不符合扣1分	
	4. 操作用时不超过5 min (操作过程第2～15项为计时部分)	4	每超时30 s扣1分	

（李　娟　徐亚君）

项目二十一

保留灌肠法

一、教学重点

(一)操作目的

1. 用于镇静、催眠。

2. 治疗肠道感染。

(二)相关知识点

1. 常用灌肠溶液:一般镇静催眠用 10% 水合氯醛;肠道抗感染用 2% 小檗碱、0.5%～1% 新霉素或其他抗生素溶液。

2. 灌肠溶液量不超过 200 ml;溶液温度:38 ℃;插管长度:10～15 cm;灌肠筒内液面距肛门高度不超过 30 cm;保留药液1 h 以上。

3. 灌肠时根据病情安置卧位,慢性细菌性痢疾,病变部位多在直肠或乙状结肠,取左侧卧位;阿米巴痢疾病变部位多在回盲部,取右侧卧位。

4. 肠道抗感染睡眠前灌肠。

5. 保留灌肠做到"五要",即液量要少,肛管要细,插入要深,压力要小,保留时间要长。

5. 肛门、直肠、结肠等手术后及排便失禁的患者均不宜保留灌肠。

(三)操作准备

1. 护士准备　衣帽整齐,洗手,戴口罩。

2. 患者准备　了解保留灌肠的目的及方法,排便、洗漱后等候灌肠。

3. 用物准备　治疗盘内备:注洗器、量杯或小容量灌肠筒、肛管(20 号以下)、药物、温开水 5～10 ml、弯盘、血管钳、润滑剂、棉签、橡胶单及垫巾、手套、卫生纸。其他如垫枕、便盆及便盆巾、屏风。

4. 环境准备　安静、整洁、光线充足,酌情关闭门窗,遮挡患者。

（四）评估内容

1. 患者的病情（肠道病变部位）、治疗的目的。

2. 患者排便情况、肛门部位皮肤黏膜的情况。

3. 患者的意识状态、心理反应、合作程度。

4. 环境是否符合操作要求。

（五）操作流程及操作要点。

1. 护士、患者准备完毕。

2. 备齐用物携至床旁，放在便于操作处（图21-1）。

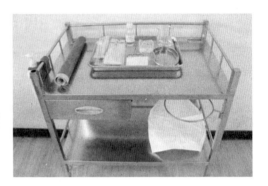

图21-1　灌肠用物

3. 核对床号、姓名，向患者及家属解释。

4. 根据病情安置卧位（慢性细菌性痢疾，取左侧卧位；阿米巴痢疾取右侧卧位）。

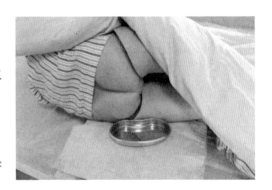

5. 协助患者脱裤至膝部，臀部移至床沿，臀部抬高约10 cm（图21-2）。

图21-2　臀部抬高

6. 臀下垫橡胶单、垫巾，臀边放弯盘。

7. 戴手套，抽吸药液，连接肛管，润滑肛管前端，排气夹管（图21-3）。

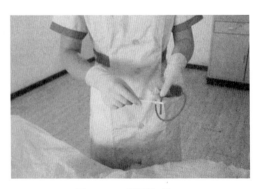

8. 分开臀部，显露肛门，右手持肛管轻轻插入10～15 cm，固定肛管，松夹，缓缓注入药液（图21-4）。

图21-3　润滑肛管

9. 药液注入完毕后,再注入 5~10 ml 温开水,并抬高肛管末端夹管。

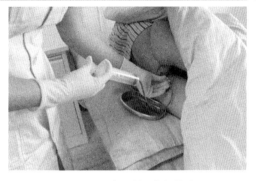

图 21-4 固定肛管、注入药液

10. 拔出肛管,擦净肛门,嘱患者保留药液 1 h以上。

11. 撤下弯盘,取出橡胶单、垫巾及垫枕。

12. 协助患者取舒适体位,整理床单位,开窗通风。

13. 洗手、观察患者反应并记录。

二、实训指导

【临床案例】

陈先生,45 岁,因腹痛、腹泻,粪便呈紫红果酱样,有腥臭,收治入院。粪便检查发现有阿米巴包囊滋养体。诊断为:"阿米巴痢疾"。医嘱:0.5% 甲硝唑注射液 200 ml,强的松 10 mg保留灌肠,每日 2 次。

【操作评估】

根据以上案例分析,给予患者保留灌肠,目的是治疗肠道感染。因阿米巴痢疾病变常在回盲部,故灌肠时患者应取右侧卧位,并做到"五要",以便药物保留更长时间,利于肠黏膜充分吸收。因阿米巴痢疾具有传染性,操作时应严格遵循隔离原则。

【用物准备】

治疗盘内备:注洗器、量杯或小容量灌肠筒、肛管(20 号以下)、药物(0.5% 甲硝唑注射液 200 ml,强的松 10 mg)、温开水 5~10 ml、弯盘、血管钳、润滑剂、棉签、橡胶单及垫巾、手套、卫生纸。其他如垫枕、便盆及便盆巾、屏风。

【操作流程及交流用语参考】

1. 护士、患者准备完毕。

> ×床,陈先生是吗? 我看一下您的腕带,准备休息了是吗? 医生给您开了保留灌肠,目的是治疗肠道感染,我们一会儿开始可以吗?

2. 备齐用物携至床旁,放在便于操作处。

3. 核对床号、姓名,向患者及家属解释。

> 来,我帮您脱下裤子,根据病情您需要采取右侧卧位,这样躺着可以吗? 我帮您抬高臀部。

4. 根据病情安置卧位。

5. 协助脱裤至膝,臀部移至床沿,臀部抬高约 10 cm。

> 要为您插管了,您请放松,可以做深呼吸,您配合得很好。

6. 臀下垫橡胶单、垫巾,臀边放弯盘。

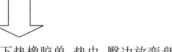

7. 戴手套,抽吸药液,连接并润滑肛管,排气夹管。

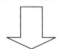

8. 分开臀部,显露肛门,插入肛管,固定肛管,松夹注药。

9. 注药完毕,再注温开水,抬高肛管末端夹管。

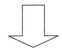

10. 拔出肛管,擦净肛门,嘱患者保留药液 1 h 以上。

> 药液已经注完,现在我来为您拔管。您还不能马上排便,尽量保留药液1 h 以上,这样治疗效果好,可以吗?

11. 撤下弯盘,取出橡胶单、垫巾及垫枕。

> 您这样躺着可以吗? 我帮您整理一下床铺,床头呼叫器已经放在您的枕边,我会随时来看您的,那您先休息吧。

12. 协助患者取舒适体位,整理床单位,开窗通风。

13. 洗手、观察患者反应并记录。

【交流用语范例】

(一)核对、解释用语

1. 请问您是 5 床的陈先生吗? 我看一下您的腕带。您好,我是您的责任护士,一会儿我来为您进行保留灌肠,这样可以治疗肠道感染,可以吗? 我先去准备一下,马上就来。

2. 5 号床,陈先生,是吗? 我看一下您的腕带。您看起来气色好多了。医生刚为您开了药物进行保留灌肠,这样可以治疗肠道感染,请您配合一下好吗?

(二)操作中指导与交流

1. 我帮您脱去裤子,阿米巴痢疾引起的病变主要在回盲部,我们采取右侧卧位吧,这样治疗效果好,来,我再帮您抬高臀部。

2. 要为您插管了,请放松,请您配合做深呼吸好吗?

3. 液体注入很顺利,您现在有什么不舒服的吗? 如果您有便意请您继续做深呼吸,我也会减慢推注的速度。

4. 液体已经注完,您配合得非常好,我来为您拔管。

5. 现在灌肠管已经拔出,为了有利于肠黏膜充分吸收药液,请您尽量忍耐 1 h 后再排便好吗?

(三)操作后嘱咐

1. 感觉累了吧,来,我帮您穿上裤子。您这样躺着还可以吗? 来,我为您整理床铺,您静下心好好休息吧,我把床头呼叫器放在您的枕边,有事叫我,我也会随时来巡视的,那您休息吧!

2. 陈先生,已经灌过肠了,您尽量躺着不要动,这样可以保留比较长的时间,至少 1 个小时以后再排便,这样效果才好,我已经给您整理好了,您先休息吧。

三、评分标准

	操作标准	分值	扣分细则	得分
素质评价	1. 语言清晰、流利,普通话标准	2	一项不符合要求扣1分	
	2. 行为举止规范、大方、优雅	3	不符合要求酌情扣分	
	3. 着装规范,符合护士仪表礼仪	3	服装、鞋帽一项不符合要求扣1分	
准备质量评价	1. 物品备齐,放置有序	2	物品少一样扣1分,放置无序扣1分	
	2. 操作前评估患者	2	未评估患者扣2分,评估与病情不符扣1分	
	3. 评估环境	1	未评估扣1分	
	4. 洗手,戴口罩	2	一项未做扣1分,洗手动作一步不规范扣0.2分	
操作过程质量评价	1. 备齐用物携至床旁,放在便于操作处	2	放置位置不方便操作扣1分	
	2. 核对床号、姓名,向患者及家属解释	3	一项未做扣1分	
	3. 协助患者取合适卧位	4	未协助扣2分,卧位不妥扣1分	
	4. 协助患者脱裤至膝部,臀部移至床沿,臀部抬高约10 cm	8	一项未做扣3分	
	5. 臀下垫橡胶单和垫巾,臀边放弯盘	6	一项未做扣2分	
	6. 戴手套,抽吸药液,连接肛管,润滑肛管前端,排气夹管	10	一项未做扣2分	
	7. 分开臀部,显露肛门,右手持肛管轻轻插入10~15 cm	10	分开臀部方法不妥扣2分,肛管插入长度不符扣4分	
	8. 固定肛管,松夹,缓缓注入药液	8	一项未做扣2分,注入药物速度过快扣2分	
	9. 注药完毕,再注入5~10 ml温开水,并抬高肛管末端,夹管	8	一项未做扣3分,操作方法不正确扣2分	
	10. 拔出肛管,擦净肛门,嘱患者保留药液1 h以上	8	一项未做扣2分,拔管方法不正确扣1分	
	11. 协助患者取舒适卧位,整理床单位,(口述:开窗通风换气)	6	一项未做扣2分,未协助患者取舒适卧位扣1分	
	12. 洗手,观察患者反应并记录	2	一项未做扣1分	
终末质量评价	1. 动作熟练优美,操作规范	2	不符合要求酌情扣1~2分	
	2. 操作前、中、后与患者保持良好沟通	2	根据情况酌情扣分	
	3. 操作中无过多暴露患者,应变能力强	2	一项不符合扣1分	
	4. 操作用时不超过5 min (操作过程第2~12项为计时部分)	4	每超时30 s扣1分	

(李 娟 王 蕾)

项目二十二

肛管排气法

一、教学重点

(一)操作目的

帮助患者排出肠腔积气,减轻腹胀。

(二)相关知识点

1.肛管插入长度 15 ~ 18 cm;保留肛管不超过20 min,否则会减弱肛门括约肌反应,甚至导致肛门括约肌永久性松弛。

2.需要重复排气时,应间隔2 ~ 3 h后再行肛管排气。

(三)操作准备

1.护士准备　衣帽整齐,洗手,戴口罩。

2.患者准备　了解肛管排气的目的、注意事项。

3.用物准备　治疗盘内备:肛管(26 号),玻璃接管,橡胶管,玻璃瓶(内盛水 3/4 满),瓶口系带,润滑剂,棉签,胶布,弯盘,手套,橡胶圈及别针,卫生纸。其他如屏风。

4.环境准备　安静、整洁、光线充足,酌情关闭门窗,遮挡患者。

(四)评估内容

1.患者的腹胀情况、临床诊断。

2.患者的意识状况、生命体征、心理状况。

4.患者的合作理解程度。

3.环境是否符合操作要求。

(五)操作流程及操作要点

1.护士准备完毕。

2. 备齐用物推至床旁,放在便于操作处(图22-1)。

3. 核对床号、姓名,向患者及家属解释。

4. 协助患者脱下裤子,取左侧卧位或仰卧位(避免过多暴露患者,冬季注意保暖)。

5. 将玻璃瓶系在床边,戴手套,橡胶管一端插入瓶内液面以下,另一端与肛管相接(图22-2)。

6. 润滑肛管前端,嘱患者张口呼吸,将肛管轻轻插入直肠15～18 cm,胶布固定(图22-3)。

7. 用别针将橡胶管固定于床单上(预留长度便于患者翻身)。

8. 观察和记录排气情况(如排气不畅,帮助患者更换体位或按摩腹部)。

9. 拔出肛管,擦净肛门。

10. 协助患者取舒适体位,整理床单位。

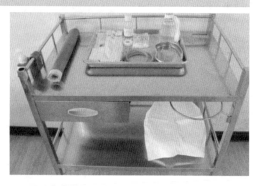

图22-1　肛管排气用物

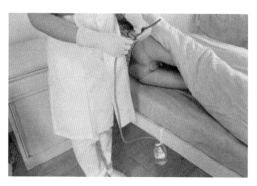

图22-2　固定玻璃瓶

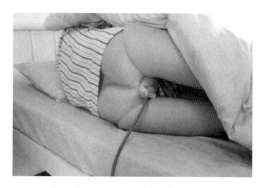

图22-3　胶布固定

11. 清理用物,洗手。

二、实训指导

【临床案例】

刘女士,35 岁,足月妊娠,因胎位不正,在硬膜外麻醉下,行剖宫产术,术后一般情况良好,但患者一直未排气,并反复主诉腹胀、腹痛。医嘱:肛管排气。

【操作评估】

根据以上案例分析,对于腹部手术后的患者,腹胀是常见的并发症之一,肛门排气关系到术后恢复的关键,而刘女士却一直未排气,所以腹痛难忍。给予排气护理操作,目的是排出肠腔内的积气,缓解腹胀。

【用物准备】

治疗盘内备:肛管(26 号)、玻璃接管、橡胶管、玻璃瓶(内盛水 3/4 满)、瓶口系带、润滑剂、棉签、胶布、弯盘、手套、橡胶圈及别针、卫生纸。其他如屏风。

【操作流程及交流用语参考】

1. 护士准备完毕。

> ×床,刘女士是吗?我看一下您的腕带,遵照医嘱来为您进行排气护理,这样可以排出肠腔积气,缓解腹胀。请您配合好吗?

2. 备齐用物携至床旁,放在便于操作处。

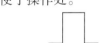

3. 核对床号、姓名,向患者及家属解释。

4. 协助患者脱下裤子,取左侧卧位或仰卧位。

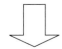

> 来,我帮您翻身,取左侧卧位。

5. 将玻璃瓶系在床边,戴手套,橡胶管一端插入瓶内液面下,另一端与肛管相接。

6. 润滑肛管前端,嘱患者张口呼吸,将肛管轻轻插入直肠 15 ~ 18 cm,胶布固定。

要为您插管了,可能会有些不舒服,请您配合做深呼吸好吗?

7. 用别针将橡胶管固定于床单上。

8. 观察和记录排气情况。

现在瓶中有气泡逸出,说明有气体排出了,一会您就会感觉舒服些的。

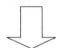

9. 拔出肛管,擦净肛门。

肛管已经拔出,您现在感觉舒服些了吗? 我帮您穿上裤子,您这样躺着还可以吗? 我帮您整理一下,那您休息吧! 有事情请按床头呼叫器,我也会随时来看您的。

10. 协助患者取舒适体位,整理床单位。

11. 清理用物,洗手。

【交流用语范例】

(一)核对、解释用语

1. 请问您是1床刘女士吗? 我看一下您的腕带。您目前还没有排气是吗? 一会儿我来为您进行肛管排气,这样可以缓解腹胀,可以吗? 我先去准备一下,一会儿就来。

2. 1床,刘女士,是吗? 我看一下您的腕带。您好,因为手术后长时间未排气,所以您现在感觉腹胀、腹痛,医生刚为您开了医嘱进行排气护理,这样可以缓解腹胀状况,请您配合一下好吗?

(二)操作中指导与交流

1. 我帮您脱去裤子,您刚做完手术,我动作尽量轻一些,来,我帮您翻身,取左侧卧位。

2. 要为您插管了,请放松,请您配合做深呼吸好吗?

3. 您有什么不舒服的吗? 现在已经有气体顺利地排出了,请放心。

(三)操作后嘱咐

1. 肛管已经拔出来了,您配合得真好,现在是否觉得腹胀状况有所缓解呢? 来,我帮您穿上裤子,这样躺着还舒服吗? 我帮您整理一下床铺,床头呼叫器已经放在您的枕边,我也会随时来看您的,那您休息吧。

2. 肛管已经拔出来了,但是这次的排气效果不好,再过 2~3 个小时,我再给您做一次,在这之间,您可以多翻身,没事的时候用手在小腹部按摩一会儿,这样会有助于排气,您先休息吧,一会儿我再来看您。

三、评分标准

	操作标准	分值	扣分细则	得分
素质评价	1. 语言清晰、流利,普通话标准	2	一项不符合要求扣 1 分	
	2. 行为举止规范、大方、优雅	3	不符合要求酌情扣分	
	3. 着装规范,符合护士仪表礼仪	3	服装、鞋帽一项不符合要求扣 1 分	
准备质量评价	1. 物品备齐,放置有序	2	物品少一样扣 1 分,放置无序扣 1 分	
	2. 操作前评估患者	2	未评估患者扣 2 分,评估与病情不符扣 1 分	
	3. 评估环境	1	未评估扣 1 分	
	4. 洗手、戴口罩	2	一项未做扣 1 分,洗手动作一步不规范扣 0.2 分	
操作过程质量评价	1. 携用物至床旁,放在便于操作处	2	放置位置不方便操作扣 1 分	
	2. 核对床号、姓名,向患者解释	3	一项未做扣 1 分	
	3. 协助患者脱下裤子,取左侧卧位或仰卧位	6	未协助翻身扣 2 分,体位不当扣 1 分	
	4. 将玻璃瓶系在床边,戴手套,橡胶管一端插入瓶内液面下,另一端与肛管相接	12	一项未做扣 4 分,橡胶管一端未插入瓶内液面下扣 4 分	
	5. 润滑肛管前端,嘱患者张口呼吸,左手分开臀部,将肛管轻轻插入直肠 15~18 cm	16	未润滑肛管前端扣 2 分,插管方法不当扣 3 分,插入肛管长度不符扣 5 分	
	6. 胶布固定肛管	6	未固定肛管扣 5 分,固定不牢扣 2 分	
	7. 用别针将橡胶管固定于床单上	4	未做扣 4 分,未预留长度扣 2 分	
	8. 观察和记录排气情况,(口述:如排气不畅,帮助患者更换体位或按摩腹部)	10	一项未做扣 4 分	
	9. (口述:肛管保留时间不超过 20 min),拔出肛管,擦净肛门	8	未口述扣 3 分,拔管方法不妥扣 2 分,未擦肛门扣 2 分	
	10. 协助患者取舒适卧位,整理床单位	6	一项未做扣 3 分,未协助患者取舒适体位扣 2 分,床单位不整齐扣 1 分	
	11. 清理用物,洗手	2	一项未做扣 1 分	
终末质量评价	1. 动作熟练优美,操作规范	2	不符合要求酌情扣 1~2 分	
	2. 操作前、中、后与患者保持良好沟通	2	根据情况酌情扣分	
	3. 操作中无过多暴露患者,应变能力强	2	一项不符合扣 1 分	
	4. 操作用时不超过 5 min（操作过程第 2~10 项为计时部分）	4	每超时 30 s 扣 1 分	

（李　娟　魏晓琳　张彩娟）

项目二十三

氧气雾化吸入法

一、教学重点

(一)操作目的

1. 治疗呼吸道感染,消除炎症。

2. 稀释痰液以利排除,减轻咳嗽。

3. 解除支气管痉挛,改善通气功能。

(二)相关知识点

1. 使用前检查氧气筒内氧气量及氧气装置是否完好,检查雾化器接气口与氧气表连接处是否漏气。

2. 氧气湿化瓶内勿放水,以免液体进入雾化器使药液稀释影响疗效。雾化吸入时,氧流量适当调大,可调节为 6 ~ 8 L/min。

3. 指导患者正确配合,用口吸气用鼻呼气,使药液充分吸入支气管和肺内,保证有效治疗。

4. 确保用氧安全,操作时严禁接触明火和易燃品。

5. 吸入时间不宜过长,一般每次 15 ~ 20 min。

(三)操作准备

1. 护士准备 着装规范,洗手,戴口罩。

2. 患者准备 了解雾化吸入的目的及配合方法,做好吸入前的准备。

3. 用物准备

(1)治疗车上层 治疗盘,治疗巾,雾化药液,氧气表,湿化瓶,雾化器,治疗巾,扳手,弯盘,纱布,治疗本,洗手液。

(2)治疗车下层 医用垃圾桶和生活垃圾桶各一个,锐器盒、收纳盘。

4．环境准备　病室安静、整洁，光线充足，温湿度适宜，室内应避火源。

（四）评估内容

1．患者病情、自理能力，患者对雾化吸入法的目的及配合要点的了解程度。

2．环境是否符合准备要求。

（五）操作流程及操作要点

1．核对医嘱，备齐用物及药液（将药液用等渗盐水稀释至5 ml，放入治疗盘内）。

2．携用物至床旁，放在便于操作处（图23-1）。

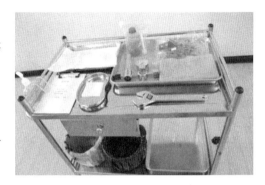

图23-1　雾化吸入用物

3．核对床号、姓名，向患者解释。

4．安装氧气表（图23-2）（湿化瓶内不装水）。

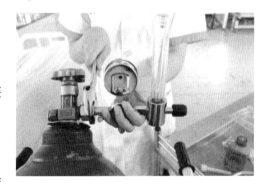

图23-2　安装氧气表

5．协助患者取坐位或半坐位，胸前铺治疗巾，洗手。

6．将备好的雾化药液加入到雾化器中（图23-3）。

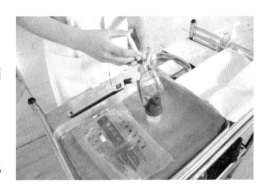

图23-3　加药

7．连接雾化器与氧气表，调节氧流量（氧气流量6～8 L/min）。

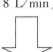

8．指导患者手持雾化器或用固定带固定于头部（图23-4）（面罩罩住口鼻）。

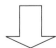

9. 询问患者有无不适,交代注意事项。

10. 清理用物,洗手。

11. 雾化吸入完毕,向患者解释。

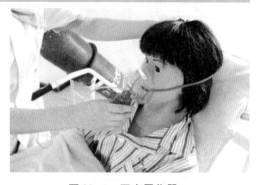

图 23-4　固定雾化器

12. 取下雾化器及面罩,关闭流量开关。

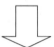

13. 清洁面部,取下治疗巾。

14. 协助患者取舒适卧位,整理床单位。

15. 关闭氧气,卸下氧气表(关总开关,打开流量开关放出余气后,关闭流量开关,卸下湿化瓶和氧气表,戴上氧气帽)。

16. 记录氧气剩余量。

17. 洗手。

二、实训指导

【临床案例】

呼吸内科病区 2 病室,3 床,王女士,56 岁。患急性肺炎,痰多、咳嗽。医嘱:雾化吸入,每日 2 次。

【操作评估】

根据以上案例分析,患者自理能力好,能配合治疗,治疗的目的是稀释痰液,以利咳出,消除肺部炎症。

【用物准备】

1. 治疗车上层 治疗盘,治疗巾,雾化药液,氧气表,湿化瓶,雾化器,治疗巾,扳手,弯盘,纱布,治疗本,洗手液。
2. 治疗车下层 医用垃圾桶和生活垃圾桶各一个,锐器盒、收纳盘。

【操作流程及交流用语参考】

1. 核对医嘱,备齐用物及药液(将药液用等渗盐水稀释至 5 ml,放入治疗盘内)。

2. 携用物至床旁,放在便于操作处。

3. 核对床号、姓名,向患者解释。

> 3床,您是叫王××吗?王阿姨您好,由于您现在痰多、咳嗽,需要为您进行雾化吸入,这样可以使痰液变稀,容易咳出,会使肺炎好得更快一些,请您配合一下,好吗?

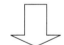

4. 安装氧气表(图 23-2)(湿化瓶内不装水)。

5. 协助患者取坐位或半坐位,胸前铺治疗巾,洗手。

> 王阿姨,给您铺块治疗巾,这样可以防止被子弄湿了。你稍等一下,我把药加好就可以吸了。

6. 将备好的雾化药液加入到雾化器中。

7. 连接雾化器与氧气表,调节氧流量。

8.指导患者手持雾化器或用固定带固定于头部(面罩罩住口鼻)。

9.询问患者有无不适,交代注意事项。

> 王阿姨,您拿着雾化器还是我给您戴在头上呢?把这个面罩罩在口鼻部,尽量用嘴吸气,做深吸气动作,用鼻子呼气。

10.清理用物,洗手。

> 王阿姨,您做一次我看一下好吗?您做得很好!就这样,大概需要十几分钟,这中间您如果感觉不舒服请告诉我。

11.雾化吸入完毕,向患者解释。

12.取下雾化器及面罩,关闭流量开关。

13.清洁面部,取下治疗巾。

> 王阿姨,已经吸完了,您现在感觉好点了吗?您先躺下休息一会儿,一会儿我再我给您扣扣背,这样痰液会更好排出的。

14.协助患者取舒适卧位,整理床单位。

15.关闭氧气,卸下氧气表,戴上氧气帽。

16.记录氧气剩余量。

17.洗手。

【交流用语范例】

(一)核对、解释用语

1.请问您是3床的王××女士吗？我看一下您的腕带好吗？我是您的责任护士×××,为了减轻您的肺部感染,减少痰液、咳嗽,需要给您进行雾化吸入,请您配合,好吗？

2.是×床王××女士吧？你这两天痰比较多,医生给您下了医嘱,需要进行雾化吸入,一会儿我来给您做,您配合一下好吗？

(二)操作中指导与交流

1.我来帮您坐起吧,需要靠垫吗？这样舒服吧？

2.我帮您漱一下口,好吧。

3.请您拿好,扣在嘴和鼻子上,尽量用口深吸气,用鼻子呼气,好吗？

4.我给您固定好了,尽量用口深吸气,用鼻子呼气,像我这样,对,您做得很好。

5.这项治疗只需要十几分钟,您能坚持吗？

6.治疗中您如果感到不舒服请告诉我,好吗？

7.治疗中请不要随意调节氧流量,病房内不要用明火,不要吸烟,您如果还有什么需要,请按呼叫器,我会随时来看您。

(三)操作后嘱咐

1.雾化完了,你是不是有些累了,先躺下休息一会儿吧。

2.您感觉痰液更多了吗？这是因为药液把痰液稀释的缘故,我来为您扣扣背吧,这样痰液能更好地排出。现在您感觉好点了吗？

三、评分标准

	操作标准	分值	扣分细则	得分
素质评价	1.语言清晰、流利,普通话标准	2	一项不符合要求扣1分	
	2.行为举止规范、大方、优雅	3	不符合要求酌情扣分	
	3.着装规范,符合护士仪表仪容	3	服装、鞋帽一项不符合要求扣1分	
准备质量评价	1.物品准备齐备,摆放有序	2	物品少一样扣1分,摆放无序扣1分	
	2.操作前评估患者	2	未评估患者扣2分,评估与病情不符扣1分	
	3.评估环境	1	未评估扣1分	
	4.洗手,戴口罩	2	一项未做扣1分,洗手动作一步不规范扣0.2分	

	操作标准	分值	扣分细则	得分
操作过程质量评价	1. 核对医嘱,稀释药液,放入治疗盘中	6	未核对医嘱扣2分,抽药方法错误扣2分,污染扣1分	
	2. 携用物至床旁,放至便于操作处	2	未做扣2分,放置不妥扣1分	
	3. 核对床号、姓名,向患者解释	3	一项未做扣1分	
	4. 安装氧气表	8	安装方法不正确扣4分,安装顺序错误扣2分,漏气扣2分,二次安装扣4分	
	5. 协助患者取坐位或半坐位,胸前铺治疗巾,洗手	6	一项未做扣2分,治疗巾铺的不到位扣1分	
	6. 将备好的雾化药液加入到雾化器中	4	未做扣4分,污染扣1分,药液滴漏扣1分	
	7. 连接雾化器与氧气表,调节氧流量	8	连接不顺利扣2分,氧气流量不准确扣4分	
	8. 指导患者手持雾化器或用固定带固定于头部	6	未指导扣4分,雾化器固定不牢影响吸入扣4分	
	9. 询问患者有无不适,交代注意事项	6	一项未做扣3分,注意事项交代过于简单扣1分	
	10. 清理用物,洗手	2	一项未做扣1分	
	11. 雾化完毕,向患者解释	4	一项未做扣2分	
	12. 取下面罩、雾化器,关闭流量开关	6	一项未做扣2分,关错开关扣1分	
	13. 清洁面部,取下治疗巾	2	一项未做扣1分	
	14. 协助患者取舒适体位,整理床单位	4	一项未做扣2分,床铺不整齐扣1分	
	15. 关闭氧气,卸下氧气表,戴上氧气帽	6	未做扣6分,卸表顺序或方法错误扣2分	
	16. 记录氧气剩余量,洗手	2	一项未做扣1分	
终末质量评价	1. 动作熟练,操作规范、有序	2	不符合要求酌情扣分	
	2. 指导到位,关心患者	2	吸入过程未进行指导扣2分	
	3. 雾化有效,用氧安全	2	不符合要求扣2分	
	4. 操作用时不超过 8 min（操作过程为计时部分）	4	每超时 30 s 扣1分	

（汤淑芬　牛冬花）

项目二十四

青霉素过敏试验法(含试验液配制及皮内注射法)

一、教学重点

(一)操作目的

1. 预防青霉素过敏反应。

2. 安全用药。

(二)相关知识点

1. 青霉素皮肤试验前须详细询问病人用药史、过敏史、家族过敏史,有过敏史者或试验结果阳性者严禁做过敏试验。

2. 青霉素皮试液标准剂量:200~500 U/ml,皮内注射0.1 ml,含青霉素20~50 U。

3. 配制时,首次溶解青霉素,应选用5 ml注射器,其后换用1 ml注射器配制,以确保剂量准确。

4. 每次配制时均需将溶液混匀。

5. 青霉素皮试液配置完毕做标记时,注意胶布不要覆盖注射器上刻度。

6. 操作前备好0.1%盐酸肾上腺素和一次性注射器等。

7. 用75%乙醇消毒、待干,忌用碘,避免混淆试验结果。

8. 进针时针尖斜面向上,与皮肤呈5°~15°角进针,针头斜面完全推入皮内,拔针后勿按压,20 min后观察皮试结果。

9. 结果判断

(1)阴性 皮丘无改变,局部无红肿,患者无自觉症状。

(2)阳性 皮丘隆起,出现红晕硬块,直径大于1 cm或皮丘周围出现伪足、痒感。严重时可有头晕、心慌、恶心,甚至发生过敏性休克。

10. 结果记录在体温单相应的药物过敏栏内、医嘱单、注射卡和门诊病历的相应位置,用红笔书写药物名称和试验结果。阴性用(-)标记,阳性用(+)标记。

（三）操作准备

1. 护士准备　衣帽整齐，修剪指甲，洗手，戴口罩。

2. 患者准备　了解用药的作用及试验目的，清洁前臂皮肤。

3. 用物准备

（1）治疗桌上　1 ml、5 ml 注射器各 1 个，无菌持物镊，无菌纱布缸，无菌棉签，皮肤消毒液，注射用青霉素钠 80 万 U，0.9% 氯化钠溶液 10 ml，启瓶器，砂轮，胶布，治疗本，药敏记录卡，弯盘。

（2）治疗车上层　治疗盘，皮肤消毒液，无菌棉签（对乙醇过敏者备生理盐水），治疗碗。另备急救用 0.1% 盐酸肾上腺素及注射器、洗手液。

（3）治疗车下层　医疗垃圾桶、生活垃圾桶、利器盒、塑料筐。

4. 环境准备　安静、整洁、温度适宜、光线充足，治疗室符合无菌操作要求。

（四）评估内容

1. 物品是否齐全，环境是否符合准备要求。

2. 患者用药史、过敏史、家族过敏史、有无变态反应性疾病、当前状况及皮肤情况。

3. 计划用药的作用、目的、禁忌证、预期效果和不良反应。

（五）操作流程及操作要点

1. 护士准备完毕。

2. 备齐用物，摆放整齐（图 24-1）。

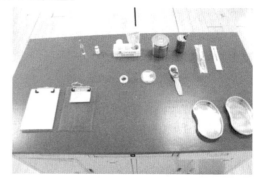

图 24-1　治疗台上用物

3. 查对药敏记录卡及药物，填写标记胶布，检查药品质量（查对床号、姓名、药品名称、剂量、浓度、时间、用法、有效期、药品质量）。

4. 开启青霉素瓶盖中心，消毒瓶塞，待干（75% 乙醇消毒）。

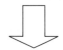

5. 锯安瓿，消毒划痕处，持无菌纱布掰开安瓿。

6. 检查并打开 5 ml 注射器，正确吸取生理盐水，排气至剂量准确（按每毫升含青霉素 20 万 u 抽取生理盐水量）。

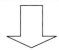

7. 将生理盐水注入瓶内,溶解青霉素,摇匀(图 24-2)。

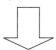

8. 再次查对,消毒待干。

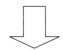

9. 检查并打开 1 ml 注射器。

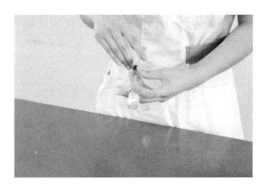

图 24-2　注入青霉素瓶中

10. 抽取青霉素原液 0.1 ml,加生理盐水至 1 ml,摇匀(图 24-3)(每毫升含青霉素 20 000 U)。

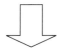

11. 推至 0.1 ml,加生理盐水至 1 ml,摇匀(每毫升含青霉素 2000 U)。

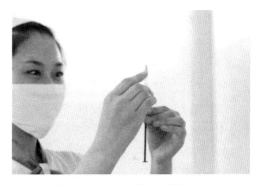

图 24-3　配制药液时摇匀

12. 推至 0.1 ml,加生理盐水至 1 ml,摇匀(每毫升含青霉素 200 U)。

13. 套上针帽,做标记,再次查对,放无菌治疗盘内(图 24-4)(做标记时,注意胶布不要覆盖注射器上刻度)。

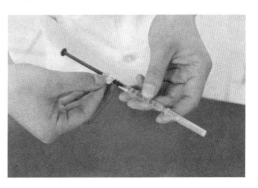

图 24-4　粘贴标记

14. 检查是否备有 0.1% 盐酸肾上腺素和 2 ml 注射器。

15. 清理用物、洗手。

16. 备齐用物推至床旁,放在便于操作处。

17. 核对床号、姓名,向患者解释。

18. 详细询问过敏史、用药史、家族史。

19. 协助患者取舒适卧位,选择合适的注射部位(选择前臂掌侧下段,皮肤无炎症、瘢痕、硬结)。

20. 用75%乙醇消毒皮肤,待干(图24-5)(由中心向周围螺旋式消毒)。

21. 再次查对,调整针头斜面与刻度在同一平面,排气。

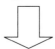

22. 左手绷紧注射部位皮肤,右手持注射器,针尖斜面向上与皮肤呈5°~15°角刺入表皮(图24-6)(针尖斜面完全进入皮内后,即放平注射器)。

23. 固定针栓,推注药液0.1 ml(图24-7)(局部形成一圆形隆起发白的皮丘,毛孔明显)(图24-8)。

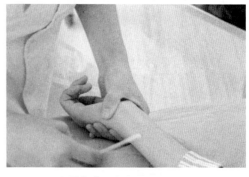

图24-5 消毒皮肤

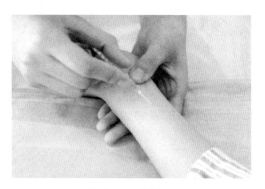

图24-6 进针

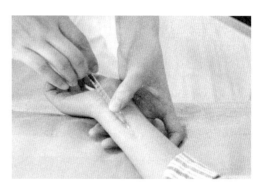

图24-7 推药

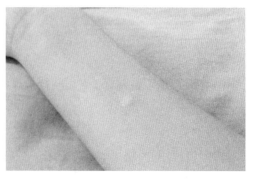

图24-8 皮丘

24. 注射完毕,迅速拔针(不得按压)。

25. 再次查对。

26. 嘱患者勿揉皮丘、别远离,20 min 后观察结果。

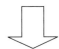

27. 观察并询问患者有无不适,协助其取舒适卧位,整理床单位。

28. 在药敏记录卡上填写皮试部位、注射及观察时间。

29. 清理用物,洗手。

30. 20 min 后观察结果,向患者解释。

二、实训指导

【临床案例】

5 床,刘女士,某公司职员,诊断为化脓性扁桃体炎,于今天上午步行入院,体温 39.5 ℃。长期医嘱:肌内注射青霉素 80 万 U,q6 h;临时医嘱:青霉素皮试。

【操作评估】

根据以上案例分析,患者为公司职员,具有一定的文化水平,能够理解护士的解释用语。患者行动方便,可配合护士进行操作,注射部位无皮肤疾患,适宜做皮内注射。此次用药的目的是测试患者对青霉素是否过敏,预防过敏反应的发生。

【用物准备】

1. 治疗桌上　1 ml、5 ml 注射器各 1 个,无菌持物镊,无菌纱布缸,无菌棉签,皮肤消毒液,注射用青霉素钠 80 万 U,0.9% 氯化钠溶液 10 ml,启瓶器,砂轮,胶布,治疗本,药敏记录卡,弯盘。

2. 治疗车上层　治疗盘、皮肤消毒液、无菌棉签(对乙醇过敏者备生理盐水)、治疗碗,另备急救用 0.1% 盐酸肾上腺素及注射器、洗手液。

3. 治疗车下层　医疗垃圾桶、生活垃圾桶、利器盒、塑料筐。

【操作流程及交流用语参考】

1. 护士准备完毕。

2. 备齐用物,摆放整齐。

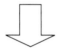

3. 查对药敏记录卡及药物,填写标记胶布,检查药品质量。

4. 开启青霉素瓶盖中心,消毒瓶塞,待干。

5. 锯安瓿,消毒划痕处,持无菌纱布掰开安瓿。

6. 检查并打开 5 ml 注射器,正确吸取生理盐水,排气至剂量准确。

7. 将生理盐水注入瓶内,溶解青霉素,摇匀。

8. 再次查对,消毒待干。

9. 检查并打开 1 ml 注射器。

10. 抽取青霉素原液 0.1 ml,加生理盐水至 1 ml,摇匀(每毫升含青霉素 20 000 U)。

11. 推至 0.1 ml,加生理盐水至 1 ml,摇匀(每毫升含青霉素 2000 U)。

12. 推至 0.1 ml,加生理盐水至 1 ml,摇匀(每毫升含青霉素 200 U)。

13. 套上针帽,做标记,再次查对,放无菌治疗盘内。

14. 检查是否备有 0.1% 盐酸肾上腺素和 2 ml 注射器。

15. 清理用物、洗手。

16. 携用物至床旁,放在便于操作处。

17. 核对床号、姓名,向患者解释。

> 5床,刘××是吗? 请先让我核对下您的腕带。由于您要注射青霉素,以缓解您的症状,这种药物可能会引起过敏反应,为了用药安全,注射前需要给您做一下过敏试验,可以吗?

18. 详细询问过敏史、用药史、家族史。

> 刘女士,您以前用过青霉素吗? 对青霉素过敏吗? 有没有对其他药物或食物过敏? 您的家人对青霉素过敏吗?

19. 协助取舒适卧位,选择注射部位。

20. 用 75% 乙醇消毒皮肤,待干。

请问您哪侧手臂方便注射？我帮您把衣袖卷起来。

21. 再次查对，调整针头，排气。

进针时有点疼，不要紧张，我会轻点。您有什么不适吗？如有不适请及时告诉我。

22. 绷紧皮肤，针尖与皮肤呈 5°～15°角进针。

23. 固定针栓，推药药液 0.1 ml。

刘女士，皮试已经做好了，请您不要按揉注射部位，不要离开病房，20 min 后我会过来查看结果。

24. 注射完毕，迅速拔针。

25. 再次查对。

您这样躺舒服吗？有什么不适吗？如有不适请按床头的呼叫器，我会及时赶到的。

26. 叮嘱患者注意事项，20 min 后观察结果。

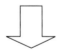

27. 观察并询问患者有无不适，协助其取舒适卧位，整理床单位。

28. 填写药敏记录卡。

观察结果的时间到了，请问您有什么不舒服吗？请让我看一下皮丘。您的皮试结果是阴性的，可以注射青霉素（您的皮试结果是阳性的，您对青霉素过敏，请记住以后不能用青霉素类药物，您先躺下，我马上去通知医生）。

29. 清理用物，洗手。

30. 20 min 后观察结果，向患者解释。

【交流用语范例】

（一）核对、解释用语

1.5 床,刘××是吗? 请先让我核对下您的腕带。刘女士,由于您扁桃体发炎要注射青霉素。这种药物可能会引起过敏反应,为了用药安全,注射前需要给您做一下过敏试验。您以前用过青霉素吗? 对青霉素过敏吗? 有没有对其他药物或食物过敏? 您的家人对青霉素过敏吗? 请问您哪侧手臂方便皮试? 我帮您把衣袖卷起来。

2. 您好,您是 5 床刘××吧? 我看一下您的腕带好吗? 刘女士,您有化脓性扁桃体炎,根据医嘱要给您注射青霉素,在注射之前,我要先做一下过敏试验,以保证您的用药安全。您以前用过青霉素吗? 不过敏吧? 您对其他药物或食物过敏吗? 您家人有对青霉素过敏的吗? 我准备在您的右侧手臂做皮试,可以吗? 我帮您把衣袖卷起来。

（二）操作中指导与交流

1. 进针时有点疼,不要紧张,我会轻点。您有什么不适吗? 如有不适请及时告诉我。

2. 我要进针了,有点疼,请您放松,我会轻点的。您有什么不舒服吗? 如感到不适请及时告诉我。

（三）操作后嘱咐

1. 刘女士,皮试已经做好了,请您不要按揉注射部位,不要离开病房,20 min 后我会过来查看结果。

2.5 床,刘女士是吗? 您这样躺舒服吗? 有什么不适吗? 如有不适请按床头的呼叫器,我会及时赶到的。

3. 观察结果的时间到了,请问您有什么不舒服吗? 请让我看一下皮丘。您的皮试结果是阴性的,可以注射青霉素(您的皮试结果是阳性的,您对青霉素过敏,请记住以后不能用青霉素类药物,您先躺下,我马上去通知医生)。

4. 刘女士,您好,非常感谢您的配合,皮试已经做好了,20 min 后我会过来查看结果,在这期间,请您不要离开病室,不要用手搔抓和按揉注射部位皮肤

5. 是 5 床刘女士吗? 您这样躺可以吗? 有什么不舒服吗? 如您有任何不适请按床头呼叫器,我们也会及时巡视病房的。

6. 刘女士,您好,20 min 到了,我来给您看皮试结果。您的皮试结果是阴性的,可以注射青霉素(您的皮试结果是阳性的,以后不能用青霉素类药物,您先休息,我立即去通知医生)。

三、评分标准

	操作标准	分值	扣分细则	得分
素质评价	1. 语言清晰、流利,普通话标准	2	一项不符合要求扣 1 分	
	2. 行为举止规范、大方、优雅	3	不符合要求酌情扣分	
	3. 着装规范,符合护士仪表礼仪	3	服装、鞋帽一项不符合要求扣 1 分	

	操作标准	分值	扣分细则	得分
准备质量评价	1. 物品备齐,放置有序	2	物品少一样扣1分,放置无序扣1分	
	2. 操作前评估患者	2	未评估患者扣2分,评估与病情不符扣1分	
	3. 评估环境	1	未评估扣1分	
	4. 洗手,戴口罩	2	一项未做扣1分,洗手动作一步不规范扣0.2分	
操作过程质量评价	1.(边做边口述)查对床号、姓名、药物名称、剂量、浓度、时间、用法、有效期,药品质量	4	一项未查扣0.5分,未查全扣	
	2. 启开铝盖中心,消毒瓶塞,待干	3	一项未做扣1分,污染扣1分	
	3. 锯安瓿,消毒划痕处,持无菌纱布掰开安瓿	3	一项未做扣1分,污染扣1分	
	4. 检查并打开5 ml注射器,正确吸取生理盐水,排气至剂量准确	3	抽药方法不正确扣2分,抽药量不准确扣1分,污染扣1分,排气方法不正确扣1分	
	5. 将生理盐水注入青霉素瓶内,溶解摇匀	2	注入方法不正确扣1分,未完全溶解扣1分,污染扣1分	
	6. 再次查对,消毒青霉素瓶口,待干	3	一项未做扣1分,方法不正确扣1分,污染扣1分	
	7. 检查并打开1 ml注射器	1	未检查扣0.5分,污染扣1分	
	8. 取原液0.1 ml,加生理盐水至1 ml,摇匀(口述:每毫升含青霉素20 000 U)	3	剂量不准确全扣,未摇匀扣1分,未口述扣1分	
	9. 推至0.1 ml,加生理盐水至1 ml,摇匀(口述:每毫升含青霉素2000 U)	3	剂量不准确全扣,未摇匀扣1分,未口述扣1分	
	10. 推至0.1 ml,加生理盐水至1 ml,摇匀(口述:每毫升含青霉素200 U)	3	剂量不准确全扣,未摇匀扣1分,未口述扣1分	
	11. 套上针帽,做标记,再次查对,放无菌治疗盘内	4	一项不正确扣1分	
	12. 检查是否备有0.1%盐酸肾上腺素和2 ml注射器	1	未查对扣1分	
	13. 清理用物,洗手	2	一项未做扣1分	
	14. 携用物至床旁,放在便于操作处	2	物品放置位置不合适扣1分	
	15. 核对床号、姓名,向患者解释	3	一项未做扣1分	
	16. 详细询问过敏史、用药史、家族史	3	一项缺失扣1分	
	17. 协助取舒适卧位,选择合适的注射部位,(口述:皮肤无炎症、瘢痕、硬结)	3	未协助卧位扣1分,选择注射部位不正确扣1分,口述内容缺一项扣0.5分	
	18. 用75%乙醇消毒皮肤,待干	2	消毒方法不正确扣1分,消毒范围不符合要求扣1分	
	19. 再次查对,调整针头,排气	3	一项未做扣1分,污染扣1分	
	20. 左手绷紧注射部位皮肤,右手持注射器,针尖斜面向上与皮肤呈5°~15°角刺入表皮	3	持针方法错误扣1分,进针角度不正确扣2分,污染扣1分	
	21. 固定针栓,推药	5	推药方法不正确扣2分,剂量不准确扣3分,局部未形成隆起发白的皮丘	
	22. 注射毕,迅速拔针,再次查对	3	拔针方法不正确扣2分,未查对扣1分	
	23. 嘱患者勿揉皮丘、别远离,20 min后观察结果	3	未叮嘱患者扣3分,叮嘱内容少一项扣1分	
	24. 观察并询问患者有无不适,协助其取舒适卧位,整理床单位	3	一项未做扣1分,床铺不整齐扣0.5分	
	25. 填写药敏记录卡(包括皮试部位、注射及观察时间)	3	一项未记扣1分	
	26. 清理用物,洗手	2	一项未做扣1分	
	27. 观察结果并解释	2	一项未做扣1分	

	操作标准	分值	扣分细则	得分
终末质量评价	1. 与患者沟通能力(操作前、中、后解释用语	3	否则各扣1分	
	2. 关心患者,应变能力强	2	一项不符合要求扣1分	
	3. 操作程序符合标准,无菌观念强	2	程序颠倒一次扣1分,不符合无菌原则扣2分	
	4. 操作用时不超过15 min (操作过程为计时部分)	3	每超时30 s扣1分	

(许志娟　冯爱萍)

项目二十五

皮下注射法

一、教学重点

（一）操作目的

1. 需缓慢吸收和不能或不宜口服时的给药。

2. 预防接种。

3. 局麻浸润。

（二）相关知识点

1. 皮下注射的部位常选用上臂三角肌下缘、腹壁、背部、两肩胛间区及股外侧部。

2. 常规消毒皮肤，与皮肤呈30°～40°角，过于消瘦者，注射时可捏起局部组织或减少注射角度，进针长度为针梗的1/2～2/3。

3. 推药前回抽注射器活塞检查，确认无回血方可注射，注射药液不足1 ml时，应选择1 ml注射器。

4. 注射完毕拔出针头时，应用干棉签按压针刺处，快速拔针。

5. 长期皮下注射的患者，按轮换计划，选择注射部位。

（三）操作准备

1. 护士准备　衣帽整齐，修剪指甲，洗手，戴口罩。

2. 患者准备　了解注射的目的、方法、部位，注射前清洁注射部位。

3. 用物准备

（1）治疗桌上　注射器，无菌持物镊，无菌纱布缸，无菌棉签，皮肤消毒液，按医嘱准备药物，砂轮，治疗本，弯盘。

（2）治疗车上层　治疗盘，皮肤消毒液，无菌棉签，治疗碗，洗手液。

（3）治疗车下层　医疗垃圾桶，生活垃圾桶，利器盒，塑料筐。

4.环境准备　安静、整洁、温度适宜、光线充足、符合无菌操作要求。

(四)评估内容

1.环境是否符合准备要求。

2.患者用药史、过敏史、家族过敏史、有无变态反应性疾病、当前状况及皮肤情况。

3.计划用药的作用、目的、禁忌证、预期效果和不良反应。

(五)操作流程及操作要点

1.护士准备完毕。

2.备齐用物、摆放整齐(图25-1)。

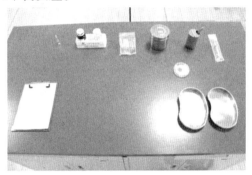

图25-1　治疗台上物品摆放

3.查对注射卡、药物,检查药品质量(床号、姓名、药名、剂量、浓度、时间、用法)。

4.锯安瓿,消毒划痕处(图25-2),折断安瓿。

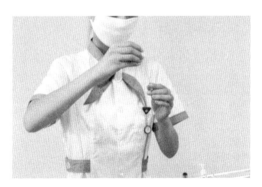

图25-2　消毒划痕处

5.检查并打开注射器,固定针栓。

6.正确抽吸药液(图25-3),排气(无污染、无滴漏、无余液)。

7.套上安瓿,再次核对,放入治疗盘。

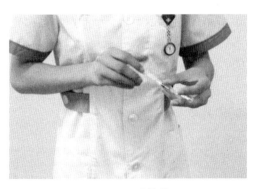

8.清理用物,洗手。

图25-3　正确抽药

9.携用物至患者床旁,放在便于操作处。

10. 核对床号、姓名,向患者解释。

11. 协助患者取适当体位。

12. 选择合适的注射部位(注射部位皮肤无炎症、瘢痕、硬结)。

13. 常规消毒皮肤、待干(碘酊消毒 1 次,乙醇脱碘 2 次,或碘伏消毒 2 次)。

14. 再次查对。

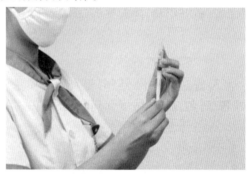

图 25-4 正确排气

15. 排气(图 25-4)(不浪费药液)。

16. 进针(图 25-5)(左手绷紧注射部位皮肤,右手持注射器,针尖斜面向上,与皮肤呈 30°~40°角,迅速进入针梗的 1/2~2/3)。

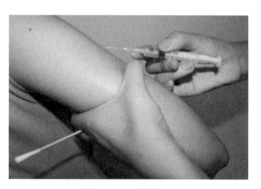

图 25-5 进针

17. 回抽、推药(回抽无回血,缓慢、均匀推药,同时观察患者反应)。

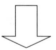

18. 注射毕,干棉签按压针刺处快速拔针(图 25-6)。

19. 再次查对。

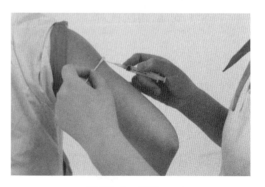

图 25-6 拔针

20. 协助患者取舒适卧位,整理床单位。

21. 观察并询问患者有无不适。

22. 清理用物,洗手。

二、实训指导

【临床案例】

2 床,王先生,高中文化程度,患 2 型糖尿病。近日来,患者烦渴、乏力,被收入内分泌科,接受住院治疗。体检:空腹血糖 12 mmol/L,尿糖+++。医嘱:糖尿病饮食,普通胰岛素 16 U 皮下注射,每日 1 次,饭前 30 min。

【操作评估】

根据以上案例分析,患者为高中文化程度,具有一定的文化水平,能够理解护士的解释用语;患者行动方便,可配合护士进行操作,注射部位无皮肤疾患,适宜做皮下注射。此次用药的目的是降低患者血糖。

【用物准备】

1. 治疗桌上　注射器,无菌持物镊,无菌纱布缸,无菌棉签,皮肤消毒液,按医嘱准备药物,砂轮,治疗本,弯盘。
2. 治疗车上层　治疗盘,皮肤消毒液,无菌棉签,治疗碗,洗手液。
3. 治疗车下层　医疗垃圾桶,生活垃圾桶,利器盒,塑料筐。

【操作流程及交流用语参考】

1. 护士准备完毕。

2. 备齐用物、摆放整齐。

3. 查对注射卡、药物,检查药品质量。

4. 锯安瓿,消毒划痕处,折断安瓿。

5. 检查并打开注射器,固定针栓。

6. 正确抽吸药液,排气。

7. 套上安瓿,再次核对,放入治疗盘。

8. 清理用物,洗手。

9. 携用物至患者床旁,放在便于操作处

> 2床,王××是吗?请先让我核对下您的腕带。

10. 核对床号、姓名,向患者解释。

11. 协助患者取适当体位。

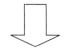

> 您是躺着呢,还是坐起来?在右手臂注射可以吗?请让我帮您把衣袖卷上去,手可以放于腰部。

12. 选择合适的注射部位。

13. 常规消毒皮肤、待干。

14. 再次查对。

要消毒皮肤了，有点凉，我再核对一下，您是王×
×先生吧？不用紧张，这种注射不太痛。

15. 排气。

16. 进针。

疼吗？有什么不适吗？如有不适
请及时告诉我。

17. 回抽、推药。

18. 注射毕,干棉签按压针刺处快速拔针。

19. 再次查对。

王先生，我现在为您注射完胰岛素了，您的症状会
有所缓解的，如果您仍有烦渴、乏力或其他不适请按床
头呼叫器，我会及时赶到的。胰岛素有降血糖的作用，
请您在注射后30 min内一定要进餐，以免出现低血糖。
谢谢您的配合，您好好休息吧。

20. 协助患者取舒适卧位,
整理床单位。

21. 观察并询问患者有无不适。

22. 清理用物,洗手。

【交流用语范例】

（一）核对、解释用语

1. 2床,王××是吗? 请先让我核对下您的腕带。王先生,您患的是糖尿病,所以才会出现烦渴、乏力,现在遵医嘱为您皮下注射胰岛素,以缓解您的症状。胰岛素有降血糖的作用,请您在注射后30 min内一定要进餐,以免出现低血糖。您选择哪侧手臂注射呢? 请让我帮您把衣袖卷上去,把手放在腰部。

2. 您的床号是2床,您是叫王××吗? 我看一下您的腕带。您还是感到烦渴、乏力吗? 这是糖尿病造成的,为了缓解您的症状,遵医嘱为您皮下注射胰岛素,胰岛素的作用是降血糖,注射后半小时一定要进餐,否则会发生低血糖。今天在右侧手臂注射,行吗? 我帮您把衣袖卷上去。

（二）操作中指导与交流

1. 疼吗? 有什么不适吗? 如有不适请及时告诉我。

2. 您感觉疼吗? 有什么不舒服吗? 如有不适请及时告诉我。

（三）操作后嘱咐

1. 王先生,我现在为您注射完胰岛素了,您的症状会有所缓解的,如果您仍有烦渴、乏力或其他不适请按床头呼叫器,我会及时赶到的,谢谢您的配合,您好好休息吧。

2. 王先生,药物已为您注射完毕,您感觉怎么样? 等药效发挥后您会感觉好些,呼叫器已放到您的床头,如有任何不适请按呼叫器,我会及时赶到的,感谢您的配合,您好好休息吧。

三、评分标准

	操作标准	分值	扣分细则	得分
素质评价	1. 语言清晰、流利,普通话标准	2	一项不符合要求扣1分	
	2. 行为举止规范、大方、优雅	3	不符合要求酌情扣分	
	3. 着装规范,符合护士仪表礼仪	3	服装、鞋帽一项不符合要求扣1分	
准备质量评价	1. 物品备齐,放置有序	2	物品少一样扣1分,放置无序扣1分	
	2. 操作前评估患者	2	未评估扣2分,评估与病情不符扣1分	
	3. 评估环境	1	未评估扣1分	
	4. 洗手,戴口罩	2	一项未做扣1分,洗手动作一步不规范扣0.2分	

	操作标准	分值	扣分细则	得分
操作过程质量评价	1. 查对注射卡,药物名称、剂量、浓度、时间、用法、有效期,药品质量	8	一项未做扣1分	
	2. 锯安瓿,消毒划痕处,折断安瓿	3	一项未做扣1分	
	3. 检查并打开注射器,固定针栓	4	一项未做扣2分	
	4. 正确抽吸药液,排气	6	抽吸药液方法不正确扣2分,药液滴漏扣1分,未抽净扣1分,污染扣1分	
	5. 套上安瓿,再次核对,放入治疗盘内	3	一项未做扣1分	
	6. 清理用物,洗手	2	一项未做扣1分	
	7. 携用物至患者床旁,放在便于操作处	2	放置位置不妥扣1分	
	8. 核对床号、姓名,向患者解释	3	一项未做扣1分	
	9. 协助患者取适当体位	2	未协助扣1分,体位不当扣1分	
	10. 选择合适的注射部位,(口述)皮肤无炎症、瘢痕、硬结	2	部位不正确扣1分,口述少一项扣0.5分	
	11. 常规消毒皮肤,待干	4	消毒方法、范围一项不正确扣2分,污染扣1分	
	12. 再次查对	2	未查全扣	
	13. 排气	4	排气方法不正确提2分,药液滴漏扣1分,污染扣1分,气未排净扣1分	
	14. 绷紧注射部位皮肤,针尖斜面向上,与皮肤呈30°~40°角,迅速进入针梗的1/2~2/3	6	未绷紧皮肤扣2分,进针角度、深度不正确各扣2分,持针手法不正确扣1分,污染扣1分	
	15. 固定针栓,回抽无回血	4	手法错误扣2分,未回抽扣2分	
	16. 缓慢、均匀推药,同时观察患者反应	6	推药方法不正确扣2分,速度过快扣1分,污染扣1分	
	17. 注射毕,干棉签按压针刺处快速拔针	4	拔针方法不正确扣2分	
	18. 再次查对	2	未做扣2分	
	19. 协助患者取舒适卧位,整理床单位	4	一项未做扣2分,未协助扣1分,床铺不整齐扣1分	
	20. 观察并询问患者有无不适	2	未做扣2分	
	21. 清理用物,洗手	2	一项未做扣1分	
终末质量评价	1. 与患者沟通能力(操作前、中、后解释用语)	3	不符合要求酌情各扣1分	
	2. 关心患者,应变能力强	2	一项不符合要求扣1分	
	3. 操作程序符合标准,无菌观念强	2	程序颠倒一次扣1分,污染一次扣1分	
	4. 操作用时不超过8 min(操作过程为计时部分)	3	每超时30 s扣1分	

(许志娟 冯爱萍 张彩娟)

项目二十六

肌内注射法

一、教学重点

(一) 操作目的

1. 用于剂量较大、刺激性较强的药物注射。

2. 不宜口服或静脉给药、要求比皮下注射更迅速发挥疗效。

(二) 相关知识点

1. 肌内注射的部位常选用臀大肌、臀中肌、臀小肌、股外侧肌和三角肌。预防接种选择三角肌,注射剂量大、刺激性强的药物选择臀大肌。2 岁以内婴幼儿的最佳注射部位为股外侧肌中段,不宜选用臀区注射,因为臀区小,臀部注射区域靠近大血管和神经干,臀部肌肉发育不完善,易导致肌肉萎缩或损伤坐骨神经。

2. 臀大肌注射区域定位方法

(1) 十字法 以臀裂顶点向外作水平线,从髂嵴最高点向下作垂线,将一侧臀部分为四个象限,外上 1/4 象限避开内角为注射区。

(2) 连线法 髂前上棘与骶尾结合处连线的外上 1/3 处。

3. 臀中肌、臀小肌注射区域定位方法

(1) 两指定位法 将示指和中指指尖尽量分开,分别放在髂前上棘和髂嵴的下缘,示指、中指和髂嵴构成的三角区域为注射区。

(2) 三指定位法 髂前上棘外三横指处(以患者手指宽度为准)。

4. 三角肌注射区域定位法

(1) 九分法 将三角肌长、宽各三等分后,上、中 1/3 中区为注射的绝对安全区。

(2) 指测法 上臂外侧,肩峰下 2～3 指处。

5. 股外侧肌注射区域定位法:股外侧肌中段(膝关节上、髋关节下 10 cm 处,约 7.5 cm 宽的范围)。

6.臀部肌内注射的体位安置　①侧卧位:上腿伸直,下腿稍弯曲;②俯卧位:足尖相对,足跟分开,头偏向一侧;③仰卧位;④坐位。

7.常规消毒皮肤,左手拇指、食指绷紧皮肤,右手持注射器,中指固定针栓,与皮肤呈90°角进针,进针长度为针梗的2/3。

8.推药前回抽注射器活塞,确认无回血方可注射,缓慢推注药液,注射完毕,干棉签按压针刺处迅速拔针。

9.用药疗程较长时要有计划更换注射部位。

10.需要两种药物同时注射,应注意配伍禁忌。

(三)操作准备

1.护士准备　衣帽整齐,修剪指甲,洗手,戴口罩。

2.患者准备　了解注射的目的、方法,注射前清洁注射部位皮肤。

3.用物准备

(1)治疗桌上　注射器,无菌持物镊,无菌纱布缸,无菌棉签,皮肤消毒液,按医嘱准备药物,砂轮,治疗本,弯盘。

(2)治疗车上层　治疗盘,皮肤消毒液,无菌棉签,治疗碗,洗手液。

(3)治疗车下层　医疗垃圾桶,生活垃圾桶,利器盒,塑料筐。

3.环境准备　安静、整洁、温度适宜、光线充足,符合无菌操作要求。

(四)评估内容

1.环境是否符合准备要求。

2.患者用药史、过敏史、家族过敏史、有无变态反应性疾病、当前状况及皮肤情况。

3.计划用药的作用、目的、禁忌证、预期效果和不良反应。

(五)操作流程及操作要点

1.护士准备完毕。

2.备齐用物、摆放整齐。

3.查对注射卡、药物,检查药品质量(床号、姓名、药名、剂量、浓度、时间、用法)。

4.锯安瓿,消毒划痕处,折断安瓿(图26-1)。

5.检查并打开注射器,固定针栓。

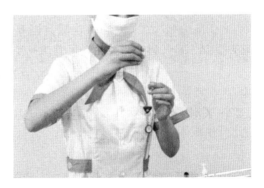

图26-1　消毒划痕处

6. 正确抽吸药液(图26-2),排气(无污染、无滴漏、无余液)。

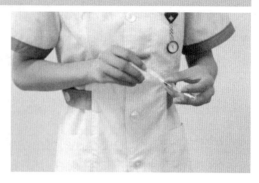

图26-2　正确抽药

7. 套上安瓿,再次核对,放入治疗盘内。

8. 清理用物,洗手。

9. 携用物至患者床旁,放在便于操作处。

10. 核对床号、姓名,向患者解释。

11. 协助患者取适当体位。

12. 选择合适的注射部位(皮肤无炎症、瘢痕、硬结)。

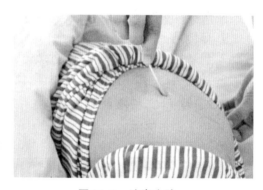

图26-3　消毒皮肤

13. 常规消毒皮肤,待干(图26-3)(碘酊消毒1次,乙醇脱碘2次,或碘伏消毒2次)。

14. 再次查对。

15. 排气(图26-4)(不浪费药液)。

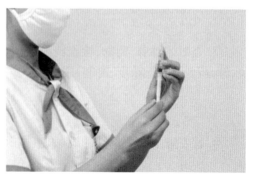

图26-4　正确排气

16. 进针（图 26-5）（左手绷紧注射部位皮肤，右手持注射器，中指固定针栓，垂直、快速进入针梗的 2/3）。

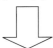

17. 固定针栓，回抽无回血。

18. 缓慢、均匀推药，同时观察患者反应（图26-6）（回抽无回血，缓慢、均匀推药，同时观察患者反应）。

19. 注射毕，干棉签按压针刺处迅速拔针（图 26-7）。

20. 再次查对。

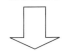

21. 协助患者取舒适卧位，整理床单位。

22. 观察并询问患者有无不适。

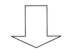

23. 清理用物，洗手。

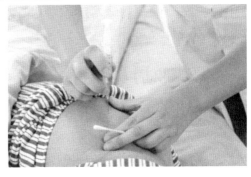

图 26-5　进针

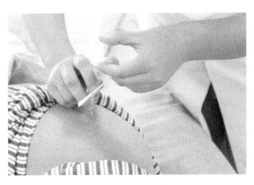

图 26-6　正确推药

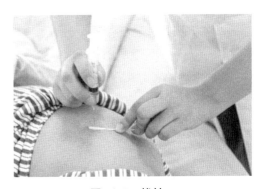

图 26-7　拔针

二、实训指导

【临床案例】

1 床，王先生，65 岁，某校教师，吸烟 30 多年，近半年患者消瘦，且有刺激性呛咳，咳白色泡沫痰,诊断为支气管肺癌,今晨查房时患者主诉昨日化疗后出现恶心、呕吐。医嘱:胃复安 2 ml 肌内注射,立即!

【操作评估】

根据以上案例分析,患者为某校教师,神志清楚,语言流利,具有一定的文化水平,能够理解护士的解释用语;其行动方便,可配合护士更换体位;患者臀部无皮肤疾患,适合进行臀大肌肌内注射。此次用药的目的是针对患者胃部不适进行对症治疗,以缓解其恶心、呕吐症状。

【用物准备】

1. 治疗桌上　注射器,无菌持物镊,无菌纱布缸,无菌棉签,皮肤消毒液,按医嘱准备药物,砂轮,治疗本,弯盘。
2. 治疗车上层　治疗盘,皮肤消毒液,无菌棉签,治疗碗,洗手液。
3. 治疗车下层　医疗垃圾桶,生活垃圾桶,利器盒,塑料筐。

【操作流程及交流用语参考】

1. 护士准备完毕。

2. 备齐用物、摆放整齐。

3. 查对注射卡、药物,检查药品质量。

4. 锯安瓿,消毒划痕处,折断安瓿。

5. 检查并打开注射器,固定针栓。

6. 正确抽吸药液,排气。

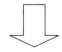

7. 套上安瓿,再次核对,放入治疗盘内。

8. 清理用物,洗手。

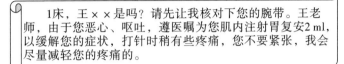

　　1床,王××是吗?请先让我核对下您的腕带。王老师,由于您恶心、呕吐,遵医嘱为您肌内注射胃复安2 ml,以缓解您的症状,打针时稍有些疼痛,您不要紧张,我会尽量减轻您的疼痛的。

9. 携用物至患者床旁,放在便于操作处。

10. 核对床号、姓名,向患者解释。

11. 协助患者取适当体位。

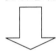

　　您选择哪侧部位臀部注射呢?现在我为您摆体位,请您双腿弯曲,双手放于腹部,向左侧翻身,下腿屈曲,上腿伸直,您做的非常好。

12. 选择合适的注射部位。

13. 常规消毒皮肤,待干。

14. 再次查对。

15. 排气。

16. 进针。

17. 固定针栓,回抽无回血。

18. 缓慢、均匀推药,同时观察患者反应。

> 感觉疼吗？如有不适请及时告诉我。

19. 注射毕,干棉签按压针刺处迅速拔针。

> 王老师,我现在为您注射完了,您感觉怎么样？药物需要一定时间才可以起作用的,如果您仍有恶心、呕吐症状或其他不适,请按床头呼叫器,我会及时赶到的,谢谢您的配合,您好好休息吧。

20. 再次查对。

21. 协助患者取舒适卧位,整理床单位。

22. 观察并询问患者有无不适。

23. 清理用物,洗手。

【交流用语范例】

(一) 核对、解释用语

1.1 床,王××是吗？请先让我核对下您的腕带。王老师,由于您恶心、呕吐,遵医嘱为您肌内注射胃复安 2 ml,以缓解您的症状,打针时稍有些疼痛,您不要紧张,我会尽量减轻您的疼痛的。您选择哪侧部位臀部注射呢？现在我为您摆体位,请您双腿弯曲,双手放于腹部,向左侧翻身,下腿屈曲,上腿伸直,您做得非常好。

2. 请问您是 1 床的王××吗？我看一下您的腕带好吗？在今早的查房中得知您有恶心、呕吐的症状,医生为您开了胃复安 2 ml 肌内注射,以缓解您的不适。操作中我会尽量减轻您的疼痛,不要紧张。我准备在您的右臀部进行肌内注射,可以吗？请您侧卧,下腿屈曲,上腿伸直,对,就这样。

(二) 操作中指导与交流

1. 王老师,感觉疼吗？如有不适请及时告诉我。

2. 王老师,感觉怎么样？如有不适请及时告诉我。

(三) 操作后嘱咐

1. 王老师,我现在为您注射完了,您感觉怎么样？如果您仍有恶心、呕吐症状或其他不适请按床头呼叫器,我会及时赶到的,谢谢您的配合,您好好休息吧。

2. 王老师,药物已经注射完毕,等药效发挥后您会感觉好些。呼叫器已放在您的床头,如您有任何不适的症状或需要帮助,请按床头的呼叫器,我们也会及时来巡视病房的,感谢您的配合,您好好休息。

三、评分标准

	操作标准	分值	扣分细则	得分
素质评价	1. 语言清晰、流利,普通话标准	2	一项不符合要求扣1分	
	2. 行为举止规范、大方、优雅	3	不符合要求酌情扣分	
	3. 着装规范,符合护士仪表礼仪	3	服装、鞋帽一项不符合要求扣1分	
准备质量评价	1. 物品备齐,放置有序	2	物品少一样扣1分,放置无序扣1分	
	2. 操作前评估患者	2	未评估扣2分,评估与病情不符扣1分	
	3. 评估环境	1	未评估扣1分	
	4. 洗手,戴口罩	2	一项未做扣1分,洗手动作一步不规范扣0.2分	
操作过程质量评价	1. 查对注射卡,药物名称、剂量、浓度、时间、用法、有效期,药品质量	8	一项未做扣1分	
	2. 锯安瓿,消毒划痕处,折断安瓿	3	一项未做扣1分	
	3. 检查并打开注射器,固定针栓	4	一项未做扣2分	
	4. 正确抽吸药液,排气	6	抽吸药液方法不正确扣2分,药液滴漏扣1分,未抽净扣1分,污染扣1分	
	5. 套上安瓿,再次核对,放入治疗盘内	3	一项未做扣1分	
	6. 清理用物,洗手	2	一项未做扣1分	
	7. 携用物至患者床旁,放在便于操作处	2	放置位置不妥扣1分	
	8. 核对床号、姓名,向患者解释	3	一项未做扣1分	
	9. 协助患者取适当体位	2	未协助扣1分,体位不当扣1分	
	10. 选择合适的注射部位,(口述)皮肤无炎症、瘢痕、硬结	2	部位不正确扣1分,口述少一项扣0.5分	
	11. 常规消毒皮肤,待干	4	消毒方法、范围一项不正确扣2分,污染扣1分	
	12. 再次查对	2	未查全扣	
	13. 排气	4	排气方法不正确扣2分,药液滴漏扣1分,污染扣1分,气未排净扣1分	
	14. 绷紧注射部位皮肤,针头与皮肤呈90°角,迅速进入针梗的2/3	6	未绷紧皮肤扣2分,进针角度、深度不正确各扣2分,持针手法不正确扣1分,污染扣1分	
	15. 固定针栓,回抽无回血	4	手法错误扣1分,未回抽扣2分	
	16. 缓慢、均匀推药,同时观察患者反应	6	推药方法不正确扣2分,速度过快扣1分,污染扣1分	
	17. 注射毕,干棉签按压针刺处快速拔针	4	拔针方法不正确扣2分	
	18. 再次查对	2	未做扣2分	
	19. 协助患者取舒适卧位,整理床单位	4	一项未做扣2分,未协助扣1分,床铺不整齐扣1分	
	20. 观察并询问患者有无不适	2	未做扣2分	
	21. 清理用物,洗手	2	一项未做扣1分	
终末质量评价	1. 与患者沟通能力(操作前、中、后解释用语)	3	不符合要求各扣1分	
	2. 关心患者,应变能力强	2	一项不符合要求扣1分	
	3. 操作程序符合标准,无菌观念强	2	程序颠倒一次扣1分,污染一次扣1分	
	4. 操作用时不超过8 min（操作过程为计时部分）	3	每超时30 s扣1分	

（许志娟　冯爱萍）

项目二十七

静脉注射法(含微量泵使用技术)

一、教学重点

(一)操作目的

准确控制注入药物速度,注入药物速度均匀,用量准确。

(二)相关知识点

1.正确设定输液速度及其他必要参数,防止设定错误延误治疗。

2.选择粗直、弹性好、易于固定的静脉,避开关节及静脉瓣。

3.在穿刺部位上方约6 cm处扎止血带,末端向上。

4.穿刺针与皮肤呈15°~30°角,见回血后再进针少许。

5.随时查看微量泵的工作状态,及时排除警报、故障,防止液体失控。

6.注意观察穿刺部位皮肤情况,防止发生液体外渗,出现外渗及时给予相应处理。

7.在泵入血管活性药物和高浓度药物时,要严格监测各项指标,遵医嘱及时调整速度。

8.需避光的药物,应选用避光注射器,并连接避光延长管。

9.更换药液时,暂停微量泵注射,取出注射器,更换完毕后放好注射器,检查无误后,再按启动键开始注射。

10.告知患者输液肢体不要进行剧烈活动;不要随意搬动或者调节微量泵,以保证安全。

(三)操作准备

1.护士准备　衣帽整齐,洗手,戴口罩。

2.患者准备　了解注射的目的、方法及配合要点。

3.用物准备

(1)治疗桌上　一次性静脉输液针,微量泵延长管,注射器,无菌持物镊,无菌纱布缸,无菌棉签,皮肤消毒液。根据医嘱准备药物,砂轮,胶贴,治疗本,输液观察记录本,弯盘。

（2）治疗车上层　微量注射泵,皮肤消毒液,无菌棉签,一次性垫巾,止血带,输液胶贴,治疗盘,治疗碗,洗手液。

（3）治疗车下层　利器盒,医疗垃圾桶,生活垃圾桶,塑料筐,剪刀。必要时备配电盘。

4.环境准备　安静、整洁、温度适宜、光线充足,符合无菌操作要求。

（四）评估内容

1.物品是否齐全、完好、有效。

2.环境是否符合操作要求。

3.患者的病情、治疗情况、穿刺部位皮肤、血管情况及心理状态。

（五）操作流程及操作要点。

1.护士准备完毕。

2.核对治疗本、输液观察记录本,填写标记胶贴(核对患者床号、姓名,药物名称、剂量、浓度、时间、用法、药物质量)。

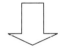

3.锯安瓿,消毒划痕处,折断安瓿。

5.检查并打开注射器,固定针栓。

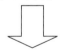

6.正确抽吸药液,排气(无污染、无滴漏、无余液,需避光的药物用避光注射器图27-1)。

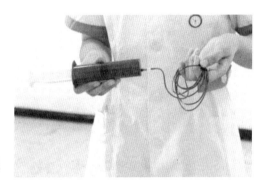

图27-1　避光注射器

7.连接延长管(图27-2),连接输液针头,排气,贴胶贴于注射器上。

8.再次核对,放入治疗盘内。

9.清理用物,洗手。

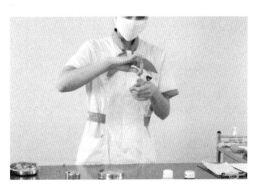

图27-2　连接延长管

10. 将用物推至床旁,放在便于操作处(图 27-3)。

11. 核对床号、姓名,向患者解释。

12. 协助患者取舒适卧位、选择血管(选择粗直、弹性好、易于固定的静脉,避开关节和静脉瓣)。

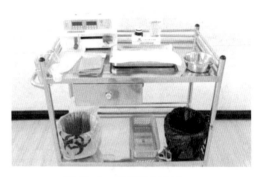

图 27-3 静脉注射用物

13. 放置微量注射泵,接通电源,开启电源开关,检查机器工作性能。

14. 将注射器安装在微量注射泵上(图 27-4)(注射器放入台座中,空筒柄卡入固定槽,调节推头位置,固定注射器)。

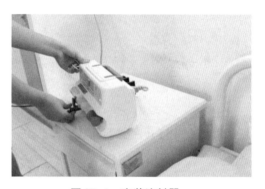

图 27-4 安装注射器

15. 根据医嘱设置推注速率等参数。

16. 在穿刺部位下方铺垫巾,备好胶贴,放置止血带。

17. 消毒皮肤,待干。

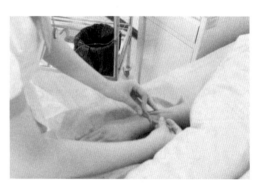

图 27-5 扎止血带

18. 扎止血带(图 27-5),再次消毒皮肤,待干。

19. 再次核对（输液观察记录本和注射器上患者床号、姓名、药物名称、剂量、浓度、时间、用法）。

20. 按压快注键，再次排气（图27-6）。

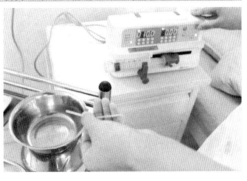

图27-6　按快注键排气

21. 取下护针帽，嘱患者握拳，穿刺（左手绷紧皮肤并固定静脉，右手握住针柄，针尖斜面向上，与皮肤呈15°～30°角刺入血管，见回血后再平行进针少许）。

22. 松开止血带，嘱患者松拳，固定针头（图27-7）。

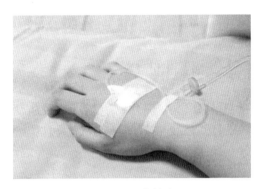

图27-7　固定针头

23. 按开始键，自动推注药物（推液通畅，局部无肿胀）。

24. 撤去垫巾、止血带，妥善固定延长管。

25. 记录输液观察记录本，再次核对。

26. 询问患者有无不适，告知患者注意事项。

27. 协助患者取舒适卧位，整理床单位。

28. 清理用物，确认微量注射泵正常工作后，洗手。

二、实训指导

【临床案例】

内科病区 2 病室,6 床,王女士,62 岁,农民。患者今因心前区突发性胸痛,呈压迫性不适、灼烧感来院就诊,经检查诊断为冠心病。现患者神志清、精神差,发作时面色苍白、皮肤冷、血压升高、心率增快,遵医嘱应用硝酸甘油治疗。

【操作评估】

根据以上案例分析,患者为心绞痛发作,遵医嘱给予硝酸甘油泵入治疗,应用微量泵治疗的目的是准确控制输液速度,并且使输入药物速度均匀,用量准确,能达到良好的治疗效果。操作前要评估患者,包括病情、穿刺部位皮肤、血管情况、认知能力及心理状态等。

【用物准备】

1. 治疗桌上　一次性静脉输液针,微量泵延长管,注射器,无菌持物镊,无菌纱布缸,无菌棉签,皮肤消毒液。根据医嘱准备药物,砂轮,胶贴,治疗本,输液观察记录本,弯盘。
2. 治疗车上层　微量注射泵,皮肤消毒液,无菌棉签,一次性垫巾,止血带,输液胶贴,治疗盘,治疗碗,洗手液。
3. 治疗车下层　利器盒,医疗垃圾桶,生活垃圾桶,塑料筐,剪刀。必要时备配电盘。

【操作流程及交流用语参考】

1. 护士准备完毕。

2. 核对治疗本、输液观察记录本,填写标记于胶贴上。

3. 锯安瓿,消毒划痕处,折断安瓿。

5. 检查并打开注射器,固定针栓。

6. 正确抽吸药液,排气。

7. 连接延长管,连接输液针头,排气,贴标记胶贴于注射器上。

8. 再次核对,放入治疗盘内。

9. 清理用物,洗手。

10. 将用物推至床旁,放在便于操作处。

> 6床, 您是王××吗? 您好,根据您的病情需要, 现在要给您应用降压药物, 由于您所用的药物需严格控制滴速, 现在我们需要为您使用微量泵, 以保证用药的安全合理, 请您配合。

11. 核对床号、姓名,向患者解释。

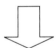

12. 协助患者取舒适卧位、选择血管。

13. 放置微量注射泵,接通电源,开启电源开关。

> 王阿姨, 您这样躺舒服吗? 请伸出手让我看一下, 您的血管粗、直、有弹性, 不用担心。请问您需要上卫生间吗? 我准备一下机器, 马上为您用药。

14. 将注射器安装在微量注射泵上。

15. 根据医嘱设置推注速率等参数。

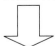

16. 在穿刺部位下方铺垫巾,备好胶贴,放置止血带。

王阿姨，消毒皮肤时有点凉，一会儿扎止血带稍紧点，不用紧张。

17. 消毒皮肤，待干。

18. 扎止血带，再次消毒皮肤，待干。

20. 再次核对。

20. 按压快注键，再次排气。

21. 取下护针帽，嘱患者握拳，穿刺。

王阿姨，要穿刺了，请您轻轻握拳，好了，请慢慢松拳吧。

22. 松开止血带，嘱患者松拳，固定针头。

23. 按开始键，自动推注药物。

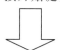

24. 撤去垫巾、止血带，妥善固定延长管。

6床王××，对吗？王阿姨，降压药物已安全用上，请问你有什么不舒服吗？我会根据您的血压来调节速度，请您放心。

25. 记录输液观察记录本，再次核对。

26. 询问患者有无不适，告知患者注意事项。

王阿姨，您好，为了确保用药安全，治疗期间请不要剧烈活动肢体，更不要随意拨动机器上的开关，用药过程中如果有任何不适或机器报警，请及时按呼叫器。我会随叫随到，我也会定时来查看病房的，谢谢您的配合。您安心休息吧！

27. 协助患者取舒适卧位，

整理床单位。

28. 清理用物,确认微量注射泵正常工作后,洗手。

【交流用语范例】

(一)核对、解释用语

1. 请问您是6床的王××吧? 我看一下您的腕带好吗? 今天给您所用的药物需严格控制滴速,现在需要为您使用微量泵,以保证用药的安全合理,请做好准备。

2. 王阿姨,是吗? 您好,根据您的病情需要现在要给你应用降压药物,为了保证用药速度均匀准确,我们需要使用微量泵来辅助治疗,请您配合。

3. 6床王××,是吗? 您好,根据您的病情需要现在要给您应用降压药物,由于您所用的药物需严格控制滴速,现在我们需要为您使用微量泵,以保证用药的安全合理,请您配合。

(二)操作中指导与交流

1. 这样的体位舒适吗? 那我们开始了。

2. 您这样躺舒服吗? 请伸出手让我看一下,您的血管粗、直、有弹性,不用担心。请问您需要上卫生间吗? 我准备一下机器,马上为您用药。

3. 王阿姨,消毒皮肤时有点凉,不用紧张。

4. 王阿姨,降压药物已安全用上,请问您有什么不舒服吗? 我会根据您的血压来调节速度,请您放心。

5. 6床王××,对吗? 王阿姨,降压药物已安全用上,请问您有什么不舒服吗? 我会根据您的血压来调节速度,请您放心。

(三)操作后嘱咐

1. 现在已经给您做上治疗了,请不要随意活动输液的肢体,也不要随便改变我们调好的数值,我会随时过来看您的。有什么需要帮助,请及时按呼叫器,谢谢您的配合。

2. 王阿姨,治疗期间请不要随意活动肢体,也不要随意改变我们调好的数值,我会随时过来看您的。您有什么需要帮助的,请及时按呼叫器,谢谢您的配合。

3. 王阿姨,您好,为了确保用药安全,治疗期间请不要剧烈活动肢体,更不要随意调节机器参数,用药过程中如果有任何不适或机器报警,请及时按呼叫器. 我会随叫随到的,谢谢您的配合。

4. 王阿姨,您好,为了确保用药安全,请不要剧烈活动肢体,更不要随意拨动机器上的开关。如果有任何不适或机器报警,请及时按呼叫器,我会随叫随到的,谢谢您的配合。

5. 王阿姨,您好,为了确保用药安全,治疗期间请不要剧烈活动肢体,更不要随意拨动机器上的开关。用药过程中如果有任何不适或机器报警,请及时按呼叫器,我会随叫随到,我也会定时来查看病房的,谢谢您的配合。您安心休息吧!

三、评分标准

	操作标准	分值	扣分细则	得分
素质评价	1.语言清晰、流利,普通话标准	2	一项不符合要求扣1分	
	2.行为举止规范、大方、优雅	3	不符合要求酌情扣分	
	3.着装规范,符合护士仪表礼仪	3	服装、鞋帽一项不符合要求扣1分	
准备质量评价	1.物品备齐,放置有序	2	物品少一样扣1分,放置无序扣1分	
	2.操作前评估患者	2	未评估扣2分,评估与病情不符扣1分	
	3.评估环境	1	未评估扣1分	
	4.洗手,戴口罩	2	一项未做扣1分,洗手动作一步不规范扣0.2分	
操作过程质量评价	1.查对注射卡,药物名称、剂量、浓度、时间、用法、有效期,药品质量	4	一项未做扣1分	
	2.锯安瓿,消毒划痕处,折断安瓿	3	一项未做扣1分	
	3.检查并打开注射器,固定针栓	2	一项未做扣1分	
	4.正确抽吸药液,排气	4	抽吸药液方法不正确扣2分,药液滴漏扣1分,未抽净扣1分,污染扣1分	
	5.连接延长管,连接输液针头,排气,贴标记胶贴于注射器上	4	一项未做扣1分,污染扣1分	
	6.再次核对,放入治疗盘内	2	一项未做扣1分	
	7.清理用物,洗手	2	一项未做扣1分	
	8.携用物至患者床旁,放在便于操作处	2	放置位置不妥扣1分	
	9.核对床号、姓名,向患者解释	3	一项未做扣1分	
	10.协助患者取合适体位,选择血管(口述)血管粗直、弹性好,避开静脉瓣	3	未协助扣1分,体位不当扣1分,口述少一项扣0.5分	
	11.放置微量注射泵,接通电源,开启电源开关	3	一项未做扣1分	
	12.将注射器安装在微量注射泵上	4	安装方法不正确扣4分	
	13.根据医嘱设置推注速率等参数	4	设置方法不正确扣1分,参数与医嘱不符扣4分	
	14.在穿刺部位下方铺垫巾,备好胶贴,放置止血带	3	一项未做扣1分	
	15.消毒皮肤,待干	2	消毒方法、范围一项不正确各扣1分,污染扣1分	
	16.扎止血带,再次消毒皮肤,待干	2	扎止血带方法不正确扣1分,消毒方法、范围不正确各扣1分	
	17.再次查对	2	未查全扣	
	18.按压快注键,再次排气	2	排气方法不正确扣2分,药液滴漏扣1分,污染扣1分,气未排净扣1分	
	19.取下护针帽,嘱患者握拳,穿刺	6	未嘱患者扣1分,未绷紧皮肤扣2分,进针角度、深度不正确各扣1分,持针手法不正确扣1分,污染扣1分,回针一次扣1分,穿刺失败扣6分	
	20.松开止血带,嘱患者松拳,固定针头	3	一项未做扣1分,固定不牢扣1分	
	21.按开始键,自动推注药液	2	未做扣2分	
	22.撤去垫巾、止血带,妥善固定延长管	3	漏做一项扣1分,固定不牢扣2分	
	23.记录输液观察记录本,再次核对	2	一项未做扣1分	
	24.询问患者有无不适,告知患者注意事项	2	一项未做扣1分	
	25.再次查对	2	未做扣2分	
	26.协助患者取舒适卧位,整理床单位	2	一项未做扣2分,未协助扣1分,床铺不整齐扣1分	
	27.清理用物,确认微量注射泵正常,洗手	3	一项未做扣1分	
终末质量评价	1.与患者沟通能力(操作前、中、后解释用语)	3	否则各扣1分	
	2.关心患者,应变能力强	2	一项不符合要求扣1分	
	3.操作程序符合标准,无菌观念强	2	程序颠倒一次扣1分,污染一次扣1分	
	4.操作用时不超过10 min（操作过程为计时部分）	3	每超时30 s扣1分	

(赵春玲　郭素梅)

项目二十八

静脉血标本采集法

一、教学重点

(一)操作目的

1. 为患者采集、留取静脉血标本。

2. 协助临床诊断疾病,为临床治疗提供依据。

(二)相关知识点

1. 根据检验标本目的不同,静脉血标本分为全血标本、血清标本和血培养标本。

2. 根据不同的检验目的准备标本容器,并计算采血量,一般血培养采血 5 ml,亚急性细菌性心内膜炎患者,采血量可增至 10 ~ 15 ml。

3. 生化检验时,宜清晨空腹采血,应提前通知病人。

4. 严格执行查对制度,禁止同时采集两位患者血标本,以避免差错。

5. 严禁在输液、输血的针头处抽取血标本,以免影响检验结果。

6. 穿刺成功后,先抽血,再松拳及止血带。

7. 采集血标本后,应将注射器活塞略向后抽,以免血液凝固使注射器粘连或针头阻塞。

8. 同时抽取几样血标本,取血后先注入血培养瓶,再抗凝瓶,最后是干燥试管,血液注入容器时应沿管壁缓缓注入,避免震荡,以免红细胞破裂溶血。

9. 采用真空试管采血时,不可先将真空试管与采血针头相连,以免试管内负压消失而影响采血。

(三)操作准备

1. 护士准备　衣帽整齐,洗手,戴口罩,必要时戴手套。

2. 患者准备　清楚采集静脉血标本的目的和配合要点,生化检验抽血前应空腹。

3. 用物准备

（1）治疗车上层　治疗盘,皮肤消毒液,无菌棉签,根据检查项目准备标本容器,一次性静脉血样采集针,胶布,垫枕,垫巾,止血带,临床检验报告单,洗手液。

（2）治疗车下层　医疗垃圾桶,生活垃圾桶,利器盒,塑料筐。

4. 环境准备　安静、整洁、温度适宜、光线充足。

（四）评估内容

1. 患者年龄、病情、意识状态,穿刺部位有无渗出、肿胀及感染。

2. 患者对操作的认知及合作程度、有无出血倾向。

（五）操作流程及操作要点

1. 护士准备完毕。

2. 用物推至床旁,放在便于操作处(图28-1)。

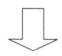

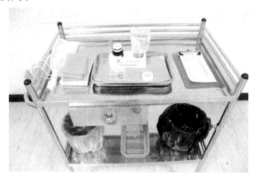

图28-1　采血用物

3. 核对床号、姓名、采血容器及检查项目,向患者解释(图28-2)。

4. 协助患者取平卧位或坐位,伸出手臂,掌心向上。

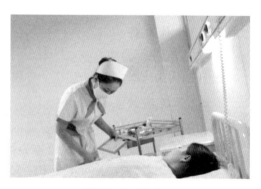

图28-2　核对

5. 在采血部位下放垫枕、垫巾,放好止血带,选择血管,备好胶贴(选择粗直、弹性好的血管)。

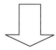

6. 消毒采血部位皮肤,待干。

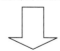

7. 在采血部位上方约6 cm处扎止血带。

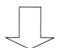

8. 再次消毒皮肤,待干。

9. 核对后,嘱患者握拳,穿刺(针头斜面向上,与皮肤呈15°~30°角刺入静脉内)。

10. 见回血后固定针头,将采血针尾端直接插入真空试管,使血液沿管壁流入试管(图28-3)。

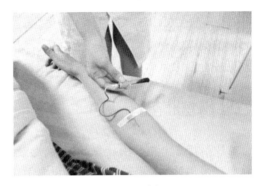

图28-3 采血

11. 采血完毕,松开止血带,嘱患者松拳。

12. 干棉签斜放于穿刺点上方,迅速拔出针头后按压穿刺部位至不出血。

13. 将采血针放入利器盒内,撤去垫枕、垫巾、止血带。

14. 再次核对,安置患者于舒适卧位,交代注意事项。

15. 询问患者无需要后,整理床单位,洗手。

16. 及时将标本送检。

二、实训指导

【临床案例】

张女士,65岁,近一个月出现不明原因发热,体温在38~39℃之间。厌食、进食后上腹部饱胀、恶心、体重下降、乏力、消瘦。病人自行对症处理,未见好转,深感焦虑,来院就诊。医嘱:测定血糖、肝功能、血培养,立即!

【操作评估】

根据以上案例分析,患者此次需同时抽取 3 项检验血标本:血培养标本、全血标本(血糖测定)、血清标本(肝功能测定),目的是明确诊断及为治疗提供重要依据。血糖、肝功能测定都会因饮食影响其检验结果,因此,护士应提前一天告知患者抽血当日需空腹,抽血后方可进食。采血前询问患者是否采用过抗生素,如已使用,应在检验单上注明。

【用物准备】

1. 治疗车上层　治疗盘,皮肤消毒液,无菌棉签,根据检查项目准备标本容器,一次性静脉血样采集针,胶布,垫枕,垫巾,止血带,临床检验报告单,洗手液。

2. 治疗车下层　医疗垃圾桶,生活垃圾桶,利器盒,塑料筐。

【操作流程及交流用语参考】

1. 护士准备完毕。

> 您好! 我是您的责任护士小李, 请问您叫什么名字? 现在感觉怎么样? 有没有不舒服的地方? 根现在要给您抽血了, 您没有吃饭吧?

2. 用物推至床旁,放在便于操作处。

3. 核对床号、姓名、采血容器及检查项目,向患者解释。

4. 协助患者取平卧位或坐位,伸出手臂,掌心向上。

5. 在采血部位下放垫枕、垫巾,放好止血带,选择血管,备好胶贴。

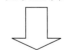

> 现在我帮您把袖子挽上去, 看一下您的血管, 血管弹性很好, 一会就在这根血管上采血, 我现在给您消毒一下皮肤, 好吗?

6. 消毒采血部位皮肤,待干。

7. 在采血部位上方约6 cm处扎止血带。

8. 再次消毒皮肤,待干。

您好! 再核对一次,您是×床张女士吧? 现在给您采血可以吗? 进针时会稍有些疼,不要紧张,请握拳。

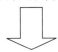

9. 核对后,嘱患者握拳,穿刺。

10. 见回血后固定针头,连接真空试管。

请放松,我已给您穿刺成功了。

11. 采血完毕,松开止血带,嘱患者松拳。

好了,采血已完毕,可以松拳了。感觉怎么样? 您用棉签按压穿刺部位,到不出血为止。

12. 拔针。

13. 将采血针放入利器盒内,撤去垫枕、垫巾、止血带。

14. 再次核对,安置患者于舒适卧位,交代注意事项。

15. 询问患者无需要后,整理床单位,洗手。

16. 及时将标本送检。

【交流用语范例】

(一)核对、解释用语

1.您好！我是您的责任护士小李,请问您叫什么名字？现在感觉怎么样？有没有不舒服的地方？根据您的病情要给您静脉采血,做相关的检查,希望您能配合好吗？现在我看一下您的血管,血管弹性很好,一会就在这根血管上采血,我现在去准备一下,请您稍等片刻,好吗？

2.您好,您是×的张××女士吧？昨天已经通知过您今天要抽血了,您准备好了吗？没吃早饭吧？那好,您看在哪只手臂上抽血呢？

(二)操作中指导与交流

1.张女士,来,帮您取一个舒适的体位,我帮您把袖子挽上去,请抬手,要给您消毒了,现在给您穿刺,请不要紧张,请握拳。穿刺成功了,好,请松拳。血已抽完,感觉怎么样？用棉签按压穿刺部位,就这样按压大概 5 min,到不出血为止。

2.您躺好,伸出手臂,手掌心向上,给您扎止血带,现在要穿刺了,请握拳,好,就这样。抽完了,可以松拳了,您压好棉签,不要揉,不出血就可以了。

(三)操作后嘱咐

1.我把被子帮您盖好,再告诉我一下您叫什么名字,我看一下您的穿刺部位,血标本我会及时给您送检,请放心。呼叫器我给您放在枕边,我也会及时来看您,那您好好休息,非常感谢您的配合。

2.按压不出血后,就可以将棉签扔到这个垃圾桶了。您休息一会就可以吃早餐了,如果有什么需要,可以按这个呼叫器,我也会及时来看您的,血标本一会就会送到检验室,结果出来后,我会通知您的,请放心。

三、评分标准

	操作标准	分值	扣分细则	得分
素质评价	1.语言清晰、流利,普通话标准	2	一项不符合要求扣1分	
	2.行为举止规范、大方、优雅	3	不符合要求酌情扣分	
	3.着装规范,符合护士仪表礼仪	3	服装、鞋帽一项不符合要求扣1分	
准备质量评价	1.物品备齐,放置有序	2	物品少一样扣1分,放置无序扣1分	
	2.操作前评估患者	2	未评估扣2分,评估与病情不符扣1分	
	3.评估环境	1	未评估扣1分	
	4.洗手,戴口罩	2	一项未做扣1分,洗手动作一步不规范扣0.2分	

	操作标准	分值	扣分细则	得分
操作过程质量评价	1. 用物推至床旁,放在便于操作处	2	放置位置不妥扣1分	
	2. 核对床号、姓名、采血容器及检查项目,向患者解释	5	一项未做扣1分	
	3. 协助患者取平卧位或坐位,伸出手臂,掌心向上	6	一项未做扣1分	
	4. 在采血部位下放垫枕、垫巾,放好止血带,选择血管,备好胶贴	5	一项未做扣1分,胶贴放置位置不妥扣0.5分	
	5. 消毒采血部位皮肤,待干	4	一项未做扣2分,消毒方法不正确扣1分,污染扣1分	
	6. 在采血部位上方约6 cm处扎止血带	4	扎止血带方法、部位不正确各扣2分	
	7. 再次消毒皮肤,待干	2	未做扣2分,消毒方法不正确扣1分,污染扣1分	
	8. 核对后,嘱患者握拳,针头斜面向上,与皮肤呈15°~30°角刺入静脉内	10	一项未做扣2分,重复穿刺一次扣1分,穿刺不成功扣6分	
	9. 见回血后固定针头,将采血针尾端直接插入真空试管,使血液沿管壁流入试管	10	未固定扣1分,方法不正确扣5分,采血量不足扣2分,血液滴出扣2分	
	10. 采血完毕,松开止血带,嘱患者松拳	4	一项未做扣2分	
	11. 干棉签斜放于穿刺点上方,迅速拔出针头后按压穿刺部位至不出血	4	拔针方法不正确扣2分,未按压扣2分	
	12. 将采血针放入利器盒内,撤去垫枕、垫巾、止血带	4	一项未做扣1分	
	13. 再次核对,安置患者于舒适卧位,交代注意事项	6	一项未做扣2分	
	14. 询问患者无需要后,整理床单位,洗手	6	一项未做扣2分,床铺不整齐扣1分	
	15. 口述:及时将标本送检	2	未口述扣2分	
终末质量评价	1. 与患者沟通能力(操作前、中、后解释用语)	3	否则各扣1分	
	2. 关心患者,应变能力强	2	一项不符合要求扣1分	
	3. 操作程序符合标准,无菌观念强	2	程序颠倒一次扣1分,污染一次扣1分	
	4. 操作用时不超过8 min (操作过程第2~15项为计时部分)	3	每超时30 s扣1分	

(徐亚君　魏晓琳　张彩娟)

项目二十九

密闭式静脉输液法

一、教学重点

（一）操作目的

1. 补充水分及电解质，维持酸碱平衡。

2. 补充营养，供给热能，促进组织修复。

3. 输入药物，治疗疾病。

4. 补充血容量，维持血压，改善微循环。

（二）相关知识点

1. 对药液的检查包括药名、浓度、剂量、瓶身有无破损、药液有无沉淀、变质、絮状物、有无配伍禁忌。

2. 选择粗直、弹性好，易于固定的静脉，避开关节和静脉瓣。

3. 初步排气时，将茂菲氏滴管倒置，打开调节器，使液体流入滴管1/2～2/3满时，迅速倒转滴管，使液体缓缓下降，直至液体流入头皮针管内即可关闭调节器。

4. 常规消毒皮肤，在穿刺点上方约6 cm处扎止血带，再次消毒皮肤。

5. 穿刺时使针尖斜面向上与皮肤呈20°角进针，见回血后再将针头沿血管方向潜行少许，固定针柄后"三松"，即松止血带、松拳、松调节器。

6. 根据患者的年龄、病情、药物性质调节滴速。一般成人40～60滴/min，儿童20～40滴/min；对年老、体弱、婴幼儿、心肺疾病患者及输入高渗盐水、含钾药物、升压药时输液速度宜慢；对严重脱水、心肺功能良好者输液速度可适当加快。

7. 输液过程中注意观察滴速是否正常、注射处局部有无肿胀、疼痛等情况。

（三）操作准备

1. 护士准备　衣帽整齐，洗手，戴口罩。

2. 患者准备　了解输液的目的,排空大小便,选择输液位置,取舒适体位。

3. 用物准备

（1）治疗桌上　无菌持物镊,无菌纱布缸,皮肤消毒液,无菌棉签。根据医嘱准备所用药物及溶液,输液器,注射器,砂轮,治疗本,输液观察记录本,瓶签,弯盘。

（2）治疗车上层　治疗盘,皮肤消毒液,无菌棉签,输液胶贴,垫枕,垫巾,止血带,治疗碗,洗手液。

（3）治疗车下层　医疗垃圾桶,生活垃圾桶,利器盒,剪刀,塑料筐。

另备输液架。

3. 环境准备　病室安静、整洁、明亮,操作地方宽敞、输液架位置适当,便于操作,注意保护隐私。

（四）评估内容

1. 用物是否齐全、完好、有效。

2. 患者的年龄、性别、体重、生命体征、意识状态、血液循环状况、自理能力、用药目的及目前用药情况、局部皮肤状况、心理社会状态、合作程度。

3. 环境是否符合操作要求。

（五）操作流程及操作要点

1. 护士准备完毕。

2. 核对治疗本、输液观察记录本、瓶签。

3. 核对药液（溶液名称、浓度、剂量、有效期,检查溶液质量及拉环是否完好）。

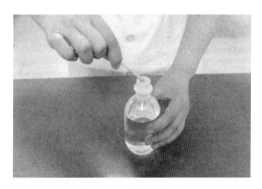

图 29-1　消毒瓶塞

4. 启开瓶盖,消毒瓶塞（图 29-1）（棉签蘸取消毒液消毒瓶塞至瓶颈）。

5. 核对添加药物（图 29-2）（名称、浓度、剂量、有效期及药物质量）。

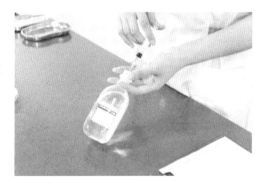

图 29-2　加药

6. 锯安瓿,消毒划痕处,折断安瓿（在安瓿颈部凹陷处划一锯痕,消毒划痕处,用无菌纱布包裹瓶颈并折断安瓿）。

7.检查并打开注射器,抽吸药液,注入液体瓶内。

8.核对无误后丢弃安瓿。

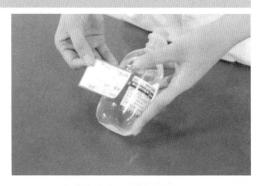

图29-3 倒贴瓶签

9.填写配药时间,倒贴瓶签(图29-3)。

10.检查并打开输液器,取出输液器针头插入瓶塞。

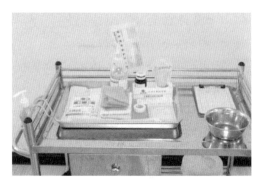

图29-4 输液用物

11.再次核对后,将药液和输液观察记录本放在治疗车合适位置。

12.清理治疗台,洗手。

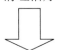

13.备齐用物推至床旁,放至便于操作处(图29-4)。

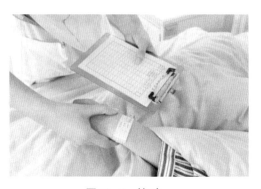

图29-5 核对

14.核对床号、姓名,向患者解释(图29-5)。

15.取下输液器包装,关闭调节器,旋紧头皮针连接处。

16.核对,挂输液瓶挂输液架上,排气(图29-6)

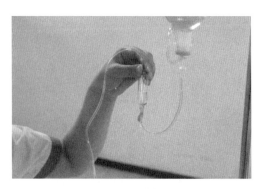

图29-6 排气

（展开输液管,先将茂菲氏滴管倒置,打开调节器,使液体流入滴管达 1/2～2/3 满时,迅速倒转滴管）。

17. 关闭调节器,检查输液管内无气泡后,妥当放置输液管。

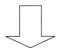

18. 协助患者取舒适卧位,在穿刺静脉肢体下放垫巾、垫枕,准备输液胶贴。

19. 选择静脉(选择粗直、弹性好、易于固定的静脉,避开关节和静脉瓣),消毒皮肤。

20. 扎止血带(图 29-7)(在穿刺点上方约 6 cm 处扎止血带),再次消毒皮肤。

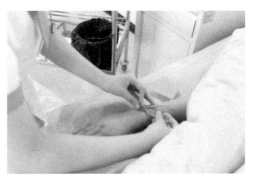

图 29-7 扎止血带

21. 再次核对,排气(排气至少量药液滴出,关闭调节器,检查管内有无气泡)。

22. 取下护针帽,嘱患者轻轻握拳,穿刺(图 29-8)(一手绷紧皮肤,另一手持针柄,针尖斜面向上与皮肤呈 15°～30°角进针,见回血后再将针头沿血管方向潜行少许)。

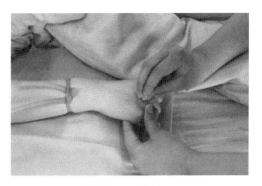

图 29-8 穿刺

23. 固定针柄,松开止血带、打开调节器、嘱患者松拳。

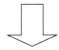

24. 待液体滴入通畅后用胶贴固定(图 29-9)(分别固定针柄、穿刺点和头皮针下端输液管)。

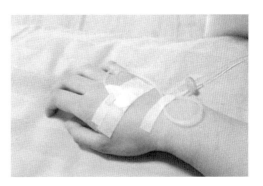

图 29-9 胶贴固定

25. 撤去垫巾、垫枕,整理床单位。

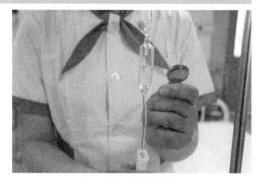

图29-10　调节滴速

26. 调节滴速(图29-10)(根据患者年龄、病情和药物性质调节滴速,成人40～60滴/min,儿童20～40滴/min)。

27. 再次核对,告知注意事项,放置呼叫器于易取处,协助患者取合适体位。

28. 洗手,记录,将记录本悬挂于输液架上(在输液观察记录本记录输液开始时间、滴速,签名)。

29. 每隔15～30 min巡视病房一次。

二、实训指导

【临床案例】

小强,男,17岁,高中文化,不幸被人袭击,左颞部有一约12 cm伤口,深至颅骨,出血较多,皮肤苍白,主诉头痛、乏力,并有恐惧感。清创缝合术后,给予补液:5%葡萄糖500 ml+维生素C 2 g+10%氯化钾15 ml,静脉点滴;平衡液500 ml+ATP 40 mg+辅酶A 100 U+10%氯化钾10 ml,静脉点滴。

【操作评估】

根据以上案例分析,患者头部左颞部骨折,清创缝合术后,输液的目的是补充水分和电解质,补充营养、维持热量。目前患者病情稳定,但因失血量较多,需要随时观察生命体征的变化,穿刺部位皮肤情况、血管弹性、肢体活动度好,目前对病情及学业的情况很担忧,对输液药物不太了解,但能配合治疗和护理。

【用物准备】

1.治疗桌上　无菌持物镊,无菌纱布缸,皮肤消毒液,无菌棉签。根据医嘱准备所用药物及溶液,输液器,注射器,砂轮,治疗本,输液观察记录本,瓶签,弯盘。

2.治疗车上层　治疗盘,皮肤消毒液,无菌棉签,输液胶贴,垫枕,垫巾,止血带,治疗碗,洗手液。

3.治疗车下层　医疗垃圾桶,生活垃圾桶,利器盒,剪刀,塑料筐。

另备输液架。

【操作流程及交流用语参考】

1.护士准备完毕。

2.核对治疗本、输液观察记录本、瓶签。

3.核对药液(溶液名称、浓度、剂量、有效期,检查溶液质量及拉环是否完好)。

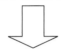

4.启开瓶盖,消毒瓶塞。

5.核对添加药物(名称、浓度、剂量、有效期及药物质量)。

6.锯安瓿,消毒划痕处,折断安瓿。

7.检查并打开注射器,抽吸药液,注入液体瓶内。

8.核对无误后丢弃安瓿。

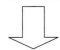

9. 填写配药时间, 倒贴瓶签。

10. 检查并打开输液器, 取出输液器针头插入瓶塞。

11. 再次核对后, 将药液和输液观察记录本放在治疗车合适位置。

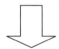

12. 清理治疗台, 洗手。

13. 备齐用物推至床旁, 放至便于操作处。

14. 核对床号、姓名, 向患者解释。

您好, 你是×床××吗? 我是您的责任护士, 一会儿给您输入0.9%NaCl溶液, 用于补充水份和电解质, 你看输哪只手比较方便? 我看下您的手, 您活动一下, 皮肤完好, 血管很清晰, 弹性也很好, 请您放心。输液时间大概需要一个半小时, 您要不要先方便一下? 我们现在开始吧。

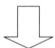

15. 取下输液器包装, 关闭调节器, 旋紧头皮针连接处。

16. 核对, 挂输液瓶挂输液架上, 排气。

17. 关闭调节器, 检查输液管内无气泡后, 妥当放置输液管。

这们躺着可以吧, 请伸出手臂, 我看一下血管。要消毒了, 有些凉。给您扎止血带, 不用紧张。

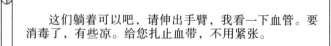

18. 协助患者取舒适卧位, 在穿刺静脉肢体下放垫巾、垫枕, 准备输液胶贴。

19. 选择静脉, 消毒皮肤。

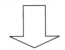

20. 扎止血带,再次消毒皮肤。

21. 再次核对,排气。

要进针了,请轻轻握拳。好了,已经进去了,可以松拳了。我用胶布给您固定好,请这只手臂尽量不要大幅度摆动,以免针头脱出。

22. 取下护针帽,嘱患者轻轻握拳,穿刺。

23. 固定针柄,松开止血带、打开调节器、嘱患者松拳。

24. 待液体滴入通畅后用胶贴固定。

25. 撤去垫巾、垫枕,整理床单位。

26. 调节滴速。

27. 再次核对,告知注意事项,放置呼叫器于易取处,协助患者取合适体位。

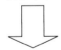

28. 洗手,记录,将记录本悬挂于输液架上。

液体已经为您输上了,每分钟×滴,在输液过程中请不要随意调节滴速,不要压住输液管,如有液体滴入不畅或穿刺部位肿胀疼痛,请按呼叫器,我也会随时来看您的,您这样躺还行吗,呼叫器给您放这了。

29. 每隔 15～30 min 巡视病房一次。

【交流用语范例】

(一)核对、解释用语

1. 请问您是×床的小强吧？我看一下您的腕带好吗？一会儿要给您输液,目的是补充水分和电解质,您想在哪只手上输呢？我看一下,血管很清晰,弹性也很好,输液的时间有些长,您要不要先方便一下?

2. 您的床号是×床,您是叫小强吗？我看一下您的腕带。一会要给您输液,昨天已经输了一次,今天和昨天输的药物是一样的。今天还输右手呢,还是换一只手呢？我看一下,您活动一下,血管很清楚,您放心。您可以先方便一下,我去准备好很快来。

(二)操作中指导与交流

1. 把您的手伸出来,我再看一下;先扎止血带,有点紧;涂消毒液了,稍有些凉,不用紧张;请轻轻握拳;好了,可以松开拳了,液体滴得顺利;可以固定了。

2. 现在先开始输液,请伸出手,我看一下血管,血管清晰,弹性也很好;给您扎止血带了,稍有点紧;现在消毒,有点凉;准备扎针了,请轻轻握拳;好了,请松拳;已经固定好了。

3. 现在液体已经输完了,可以拔针了;请您压住针眼处 5 min 左右,直至不出血为止。

4. 小强,液体已经输完了,您用手压住棉签,直至不出血。

(三)操作后嘱咐

1. 滴速我已经调节好了,每分钟不超过 60 滴;很顺利,您有什么不舒适一定要告诉我;床头呼叫器我已经放在您枕边了,有需要请按呼叫器,我也会随时来看您的。

2. 液体滴得顺利,请不要压住输液管,不用着急,您有什么不适,请及时告诉我,这是呼叫器,给您放了,如有需要,可以按呼叫器,我也会随时来看您的。

3. 我看一下,好了,已经不出血了,把棉签扔到这里吧;您还想这样躺着休息吗？我帮您整理一下,谢谢您的配合,您休息吧。

4. 我看看您的手,已经不出血了,把棉签扔到弯盘里吧;您这样躺着舒服吗？我帮您整理一下被子,您可以休息了,谢谢您的配合,如果有什么需要,请按呼叫器。

三、评分标准

	操作标准	分值	扣分细则	得分
素质评价	1. 语言清晰、流利,普通话标准	2	一项不符合要求扣 1 分	
	2. 行为举止规范、大方、优雅	3	不符合要求酌情扣分	
	3. 着装规范,符合护士仪表礼仪	3	服装、鞋帽一项不符合要求扣 1 分	

	操作标准	分值	扣分细则	得分
准备质量评价	1.物品备齐,放置有序	2	物品少一样扣1分,放置无序扣1分	
	2.操作前评估患者,准备输液架	2	一项未做扣1分,评估与病情不符扣1分	
	3.评估环境	1	未评估扣1分	
	4.洗手,戴口罩	2	一项未做扣1分,洗手动作一步不规范扣0.2分	
操作过程质量评价	1.核对治疗本、输液观察记录本、瓶签	3	一项未做扣1分	
	2.核对药液	2	未核对扣2分,核对漏一项扣0.5分	
	3.启开瓶盖,消毒瓶塞	2	一项未做扣1分,消毒范围不符扣1分,污染扣1分	
	4.核对添加药物	3	未核对扣3分,核对漏一项扣0.5分	
	5.锯安瓿,消毒划痕处,折断安瓿	3	一项未做扣1分,折碎扣0.5分	
	6.检查并打开注射器,抽吸药液,注入液体瓶内	3	一项未做扣1分,抽药方法不正确不正确扣0.5分,剂量不准确扣0.5分,药液滴漏扣0.5分,污染扣1分	
	7.核对无误后丢弃安瓿	1	未核对扣1分	
	8.填写配药时间,倒贴瓶签	2	一项未做扣1分,瓶签贴反扣0.5分	
	9.检查并打开输液器,取出输液器针头插入瓶塞	2	一项未做扣1分,污染扣1分	
	10.再次核对后,将药液和输液观察记录本放在治疗车合适位置	2	一项未做扣1分	
	11.清理治疗台,洗手	2	一项未做扣1分	
	12.备齐用物推至床旁,放至便于操作处	2	放置位置不妥扣1分	
	13.核对床号、姓名,向患者解释	3	一项未做扣3分	
	14.取下输液器包装,关闭调节器,旋紧头皮针连接处	2	一项未做扣1分,污染扣1分	
	15.核对,挂输液瓶挂输液架上,排气	4	一项未做扣1分,排气方法不正确扣2分,未一次排净空气扣1分	
	16.关闭调节器,检查输液管内无气泡后,妥当放置输液管	4	一项未做扣1分	
	17.协助患者取舒适卧位,在穿刺静脉肢体下放垫巾、垫枕,准备输液胶贴	4	一项未做扣1分,未协助患者摆体位扣0.5分,胶贴位置不妥扣0.5分	
	18.选择静脉,消毒皮肤	2	一项未做扣1分,消毒方法、范围不符各扣0.5分,污染扣1分	
	19.扎止血带,再次消毒皮肤	4	一项未做扣2分,扎止血带位置不妥扣1分,消毒方法、范围不符各扣0.5分	
	20.再次核对,排气	2	一项未做扣1分	
	21.取下护针帽,嘱患者轻轻握拳,穿刺	6	未嘱患者握拳扣1分,重复穿刺一次扣2分,穿刺失败扣5分	
	22.固定针柄,松开止血带、打开调节器、嘱患者松拳	4	一项未做扣1分	
	23.待液体滴入通畅后用胶贴固定	2	固定不牢扣1分,固定位置不妥扣0.5分,固定不美观扣0.5分	
	24.撤去垫巾、垫枕,整理床单位	3	一项未做扣1分,床铺不整齐扣0.5分	
	25调节滴速	2	未做扣2分,滴速不符合病情扣1分,误差4滴以上扣1分	
	26.再次核对,告知注意事项,放置呼叫器于易取处,协助患者取合适体位	3	一项未做扣1分	
	27.洗手,记录,将记录本悬挂于输液架上	2	一项未做扣1分	
	28.口述:每隔15～30 min巡视病房一次	1	未口述扣1分	

	操作标准	分值	扣分细则	得分
终末质量评价	1. 与患者沟通能力（操作前、中、后解释用语）	3	不符合要求各扣 1 分	
	2. 关心患者，应变能力强	2	一项不符合要求扣 1 分	
	3. 操作程序符合标准，无菌观念强	2	程序颠倒一次扣 1 分，污染一次扣 1 分	
	4. 操作用时不超过 12 min（操作过程为计时部分）	3	每超时 30 s 扣 1 分	

（徐亚君　高晓梅）

项目三十

周围静脉留置针输液法

一、教学重点

(一)操作目的

1. 保护外周静脉,减少静脉炎的发生。

2. 降低药物外渗风险,避免药物刺激局部组织。

3. 减少穿刺次数,减轻患者痛苦,方便随时进行输液、抢救。

(二)相关知识点

1. 严格执行无菌技术和查对制度。

2. 在满足治疗的前提下选用最小型号、最短的留置针。

3. 选择粗直、弹性好、易于固定的静脉,避开关节和静脉瓣,消毒范围直径大于 8 cm,在穿刺点上方 10 cm 处扎止血带,下肢静脉不作为成年人留置的常规部位。

4. 严格掌握留置时间,一般留置 3～5 d,最多不超过 7 d。注意观察穿刺部位静脉有无红肿、疼痛,询问患者有无不适,发现异常及时拔除留置针并处理。

5. 叮嘱患者置管肢体勿剧烈活动,以免引起回血。

6. 需连续输液者,应每日更换输液器。

7. 输液完毕正压封管,用 5 ml 注射器抽取肝素封管液 3～5 ml 脉冲式推药,给药压力的同时,夹闭小夹子卡住延长管,拔出针头。

(三)操作准备

1. 护士准备 着装规范,洗手,戴口罩。

2. 患者准备 了解留置针使用的目的、方法及注意事项,做好皮肤清洁准备。

3. 用物准备

(1)治疗车上层 治疗盘,皮肤消毒液,无菌棉签,根据医嘱准备所用药液,无菌手套,垫枕,垫巾,静脉留置针,无菌透明敷贴,胶布,止血带,输液观察记录本,治疗碗,洗手液。

（2）治疗车下层　医疗垃圾桶，生活垃圾桶，利器盒，塑料筐，剪刀。

另备输液架。

4.环境准备　环境整洁、安静、明亮，操作台宽敞、干燥。

（四）评估内容

1.患者病情、年龄、意识、心肺功能、自理能力、合作程度、药物性质、过敏史、配伍禁忌。

2.穿刺部位皮肤、血管状况。

（五）操作流程及操作要点

1.护士准备完毕。

2.准备药液（同密闭式静脉输液）。

3.携用物至床旁，治疗车放置合适位置（图30-1）。

4.核对床号、姓名，向患者解释。

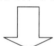

5.准备留置针、透明敷贴、胶布（打开留置针、无菌透明敷贴外层包装）。

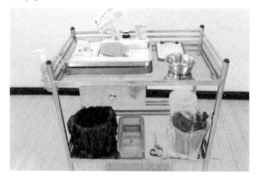

图30-1　留置针输液用物

6.取下输液器包装袋，关闭调节器，旋紧头皮针连接处。

7.核对，挂输液瓶，排气（同密闭式静脉输液法）。

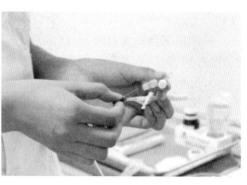

图30-2　连接留置针

8.检查输液管内无气泡，取下护针帽，连接留置针（图30-2）（打开留置针，转动针芯，将头皮针插入肝素帽）。

9. 协助患者取舒适卧位,在穿刺静脉肢体下放垫巾、垫枕。

10. 选择静脉,消毒穿刺部位(消毒面积大于 8 cm×8 cm)。

11. 扎止血带(在穿刺点上方约 10 cm 处扎止血带),再次消毒皮肤。

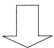

14. 戴手套,排尽留置针内气体,关闭调节器,取下留置针保护套,旋转松动外套管,调整针头斜面(图 30-3)。

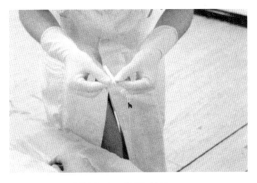

图 30-3 调整针头

15. 嘱患者握拳,再次检查输液管,穿刺(图 30-4)(左手绷紧皮肤,右手持针,以 15°~30°角在血管上方进针,见回血后,降低角度再平行向前进针少许)。

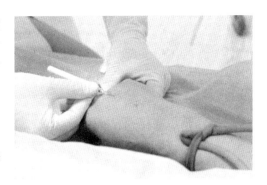

图 30-4 穿刺

16. 送外套管(右手固定针翼,左手将外套管缓慢送入静脉)。

17. 松开止血带,嘱患者松拳,打开调节器,观察有无外渗。

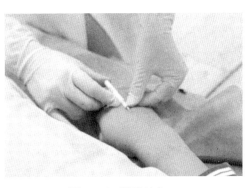

18. 撤出针芯(图 30-5)(观察滴入顺利后,左手固定侧管,右手快速抽出针芯)。

图 30-5 撤出针芯

19. 无菌透明敷贴固定穿刺部位(图 30-6)(使敷贴下缘与留置针下缘平齐,无张力粘贴,贴膜下勿留空气)。

20.脱去手套,在敷贴上注明穿刺日期、时间。

21.胶布固定延长管及头皮针(图30-7)。

22.撤去垫巾、垫枕,协助患者取舒适卧位。

23.调节滴速,再次查对,填写输液观察记录本。

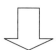

24.整理床单位,告知注意事项。

25.清理用物,洗手。

26.每隔 15~30 min 巡视病房一次。

27.输液完毕,正压封管(图30-8)(用注射器抽取肝素稀释液,连接输液针头,脉冲式正压封管,剩 0.5 ml 时,关闭小夹子)。

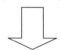

28.揭去胶布,拔去输液针头。

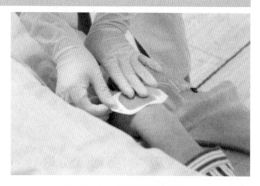

图 30-6　透明敷贴固定

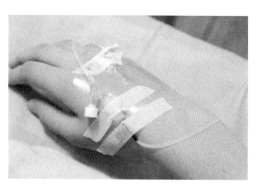

图 30-7　胶布固定

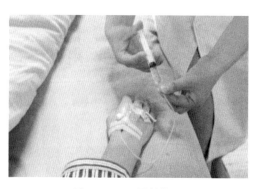

图 30-8　正压封管

二、实训指导

【临床案例】

消化内科病区 2 病室,4 床,王女士,65 岁,患急性肠炎,呕吐、腹泻,遵医嘱给予禁食水、抗感染、补液支持治疗。

【操作评估】

根据以上案例分析,患者年龄较大,不能进食,需要静脉营养支持治疗。老年人血管脆性大,钢针输液容易外渗,且患者补液量大,输液时间长,适宜使用静脉留置针输液。

【用物准备】

1. 治疗车上层 治疗盘,皮肤消毒液,无菌棉签,根据医嘱准备所用药液,无菌手套,垫枕,垫巾,静脉留置针,无菌透明敷贴,胶布,止血带,输液观察记录本,治疗碗,洗手液。
2. 治疗车下层 医疗垃圾桶,生活垃圾桶,利器盒,塑料筐,剪刀。
另备输液架。

【操作流程及交流用语参考】

1. 护士准备完毕。

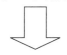

2. 准备药液。

3. 携用物至床旁,治疗车放置合适位置。

4. 核对床号、姓名,向患者解释。

> 王奶奶您好,由于现在不让您吃饭,您需要输液治疗,我为您留置一个静脉针,好吗?它可以留3~5天,这样您就不用天天扎针了,请您配合一下。

5. 准备留置针、透明敷贴、胶布。

> 王奶奶,输液时间较长,您需要去卫生间吗？需要我帮助吗？

6. 取下输液器包装袋,关闭调节器,旋紧头皮针连接处。

7. 核对,挂输液瓶,排气。

> 王奶奶,您这样躺着舒服吗？

8. 检查输液管内无气泡,取下护针帽,连接留置针。

9. 协助患者取舒适卧位,在穿刺静脉肢体下放垫巾、垫枕。

> 王奶奶,我们扎左手,好吗？

10. 选择静脉,消毒穿刺部位。

11. 扎止血带,再次消毒皮肤。

14. 戴手套,排尽留置针内气体,关闭调节器,取下留置针保护套,旋转松动外套管,调整针头斜面。

> 王奶奶,请您握拳,好吗？请放松,不要紧张,我会尽量轻一点,谢谢您的配合。

15. 嘱患者握拳,再次检查输液管,穿刺。

16. 送外套管。

17. 松开止血带,嘱患者松拳,打开调节器,观察有无外渗。

> 王奶奶，液体已扎好，请您松拳。

18. 撤出针芯。

19. 无菌透明敷贴固定穿刺部位。

20. 脱去手套,在敷贴上注明穿刺日期、时间。

21. 胶布固定延长管及头皮针。

22. 撤去垫巾、垫枕,协助患者取舒适卧位。

23. 调节滴速,再次查对,填写输液观察记录本。

24. 整理床单位,告知注意事项。

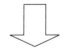

> 王奶奶,我已将留置针固定好,请您不要剧烈活动这侧手臂。滴速已调好,请您及家人不要自行调节,如有什么需要或不适,请按呼叫器,我会及时来帮助您的。谢谢您的配合。

25. 清理用物,洗手。

26. 每隔 15~30 min 巡视病房一次。

27. 输液完毕,正压封管。

28. 揭去胶布,拔去输液针头。

【交流用语规范】

(一)核对、解释用语

1. 请问您是×床的王××女士吗? 我看一下您的腕带好吗? 由于您现在的病情,不能吃东西,需要为您输一些消炎、营养的药物,这样您的病会好得快些,请您配合一下,好吗?

2. 您是×床的王××女士吧? 我看一下您的腕带。我是您的责任护士×××,根据您的病情,需要为您输液治疗,请您配合一下,好吗?

(二)操作中指导与交流

1. 您需要上厕所吗?

2. 我们输左手好吗? 这样躺着舒服吗?

3. 您今天输的药品是×××,共有×瓶。

4. 请您把拳头握紧,不要紧张,我会尽量轻一点,谢谢您的配合。

5. 您配合得很好,请松拳,现在点滴很顺利,请您放心。

(三)操作后嘱咐

1. 我已将留置针固定好,请您不要剧烈活动这侧手臂,以免引起回血。

2. 我已把滴速调好,请您及您的家人不要自行调节,否则会引起不适的。

3. 您今天的液体大概需要×小时滴完,在输液过程中我会经常来看您,并主动给您更换液体,请您放心! 如有什么需要或不适,请随时告诉我或按呼叫器,我会及时来帮助您的。

4. 留置针留置期间请您穿脱衣服时注意不要将其带出,保持局部清洁、干燥,不要湿水,如有不适请告诉我,谢谢您的配合。

三、评分标准

	操作标准	分值	扣分细则	得分
素质评价	1. 语言清晰、流利,普通话标准	2	一项不符合要求扣1分	
	2. 行为举止规范、大方、优雅	3	不符合要求酌情扣分	
	3. 着装规范,符合护士仪表礼仪	3	服装、鞋帽一项不符合要求扣1分	
准备质量评价	1. 物品备齐,放置有序	2	物品少一样扣1分,放置无序扣1分	
	2. 操作前评估患者,准备输液架	2	一项未做扣1分,评估与病情不符扣1分	
	3. 评估环境	1	未评估扣1分	
	4. 洗手,戴口罩	2	一项未做扣1分,洗手动作一步不规范扣0.2分	

	操作标准	分值	扣分细则	得分
操作过程质量评价	1. 备齐用物推至床旁,放至便于操作处	2	物品放置不妥扣1分	
	2. 核对床号、姓名,向患者解释	3	一项未做扣1分	
	3. 准备留置针、透明敷贴、胶布	3	一项未做扣1分,污染扣1分	
	4. 取下输液器包装,关闭调节器,旋紧头皮针连接处	3	一项未做扣1分	
	5. 核对,挂输液瓶于输液架上,排气	3	未核对扣1分,排气方法不正确扣1分,未一次排净空气扣1分	
	6. 检查输液管内无气泡,取下护针帽,连接留置针	3	一项未做扣1分,污染扣1分	
	7. 协助患者取舒适卧位,在穿刺静脉肢体下放垫巾、垫枕,准备输液胶贴	4	一项未做扣1分,未协助患者扣0.5分	
	8. 选择静脉,消毒皮肤	2	一项未做扣1分,消毒方法、范围不正确各扣1分,污染扣1分	
	9. 扎止血带,再次消毒皮肤	4	扎止血带位置不妥扣1分,消毒方法、范围不正确各扣1分,污染扣1分	
	10. 关闭调节器,检查输液管内无气泡后,妥当放置输液管	4	一项未做扣1分	
	11. 戴手套,排尽留置针内气体,关闭调节器,取下留置针保护套,旋转松动外套管,调整针头斜面	6	一项未做扣1分,污染扣1分	
	12. 嘱患者握拳,再次检查输液管,穿刺	8	未嘱患者握拳扣1分,未检查输液管扣1分,重复穿刺一次扣2分,穿刺失败扣5分,污染扣1分	
	13. 送外套管	2	未做扣2分,污染扣1分	
	14. 松开止血带,嘱患者松拳,打开调节器,(口述:观察有无外渗)	4	一项未做扣1分	
	15. 撤出针芯	2	未做扣2分,方法不正确扣1分,污染扣1分	
	16. 无菌透明敷贴固定穿刺部位	4	固定方法不正确扣3分,固定不平整扣1分	
	17. 脱去手套,在敷贴上注明穿刺日期、时间	2	一项未做扣1分,记录不完整扣0.5分	
	18. 胶布固定延长管及头皮针	2	固定不牢扣1分,固定不美观扣1分	
	19. 撤去垫巾、垫枕,协助患者取舒适卧位	3	一项未做扣1分	
	20. 调节滴速,再次查对,填写输液观察记录本	3	一项未做扣1分,滴速与病情不符扣1分,记录与实际误差大于4次扣1分	
	21. 整理床单位,告知注意事项	2	一项未做扣1分,床铺不整齐扣0.5分	
	22. 清理用物,洗手	2	一项未做扣1分	
	23. 口述:每隔15~30 min巡视病房一次	1	未口述扣1分	
	24. 输液完毕,正压封管	2	封管方法不正确扣2分,污染扣1分	
	25. 揭去胶布,拔去输液针头	1	未做扣1分,方法不妥扣0.5分	
终末质量评价	1. 与患者沟通能力(操作前、中、后解释用语)	3	否则各扣1分	
	2. 关心患者,应变能力强	2	一项不符合要求扣1分	
	3. 操作程序符合标准,无菌观念强	2	程序颠倒一次扣1分,污染一次扣1分	
	4. 操作用时不超过12 min(操作过程第2~15项为计时部分)	3	每超时30 s扣1分	

(牛冬花　汤淑芬)

项目三十一

静脉输血法

一、教学重点

（一）操作目的

1. 补充血容量。

2. 补充血红蛋白。

3. 补充血小板和凝血因子。

4. 补充血浆蛋白。

5. 补充抗体、补体。

（二）相关知识点

1. 依据输血申请单采集血标本，每次只为一位病人采集，禁止同时采集两位病人的血标本，以避免差错。

2. 输血前必须二人同时核对。核对内容包括三查八对。"三查"即查血液的有效期、血液质量和输血装置是否完好，"八对"即对床号、姓名、住院号、血袋号、血型、交叉配血试验结果、血液种类和剂量。正常血液分为两层，上层血浆呈淡黄色，下层血细胞呈暗红色，两者之间界限清楚，无凝块。

3. 输血前后及两袋血之间均须输入少量生理盐水。

4. 输血前应先轻轻摇匀血液，输入血液中不可随意加入其他药品。

5. 输血开始速度宜慢，15 min 内不超过 20 滴/min，若无不良反应，按病情调至 40 ~ 60 滴/min。

6. 输血过程中应加强巡视，密切观察有无输血反应，如发生严重反应，立即停止输血。

（三）操作准备

1. 护士准备　衣帽整齐，修剪指甲，洗手，戴口罩。

2. 患者准备　了解血型、输血的目的、方法，做好心理准备。

3. 用物准备

（1）治疗车上层　治疗盘,生理盐水,血液,输血器,皮肤消毒液,棉签,胶贴,输血本,止血带,垫枕,垫巾。

（2）治疗车下层　医用垃圾桶,生活垃圾桶,弯盘,利器盒,剪刀,塑料筐等。

另备输液架。

4. 环境准备　病室安静、整洁、宽敞、明亮。

（四）评估内容

1. 物品是否齐全、完好、有效。

2. 环境是否符合准备要求。

3. 患者的病情、治疗情况、既往输血史、输血目的、穿刺部位皮肤、血管情况及心理状态。

（五）操作流程及操作要点

1. 护士准备完毕。

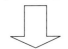

2. 核对输血卡。

3. 核对生理盐水标签、检查溶液质量及拉环是否完好。

4. 启开瓶盖,消毒瓶塞及瓶颈(图31-1)。

5. 检查并打开输血器,取出输血器针头(检查包装、有效期与质量)。

6. 将输血器针头插入瓶塞(图31-2),输血器袋套在生理盐水瓶上。

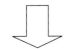

7. 再次核对无误。

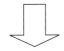

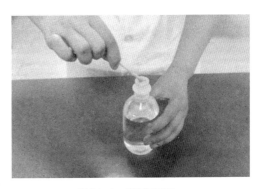

图31-1　消毒瓶塞

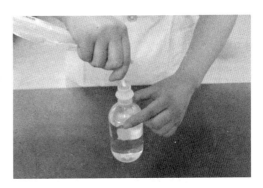

图31-2　针头插入瓶塞

8. 将备齐的用物推至床旁,放于合适位置。

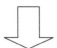

9. 核对床号、姓名,向患者解释。

10. 将输液瓶挂于输液架上,排气(图 31-3)(首次排气不滴出药液)。

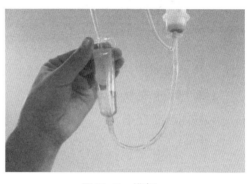

图 31-3　排气

11. 协助患者取舒适卧位,在穿刺静脉肢体下放垫枕与垫巾。

12. 选择血管,消毒皮肤。

13. 在穿刺点上方约 6 cm 处扎止血带。

14. 再次消毒皮肤。

15. 再次核对,打开调节器,排气至少量溶液滴出。

16. 关闭调节器并检查针头及输血器管内有无气泡,取下护针帽。

17. 嘱患者握拳,穿刺进针,见回血后再进针少许。

18. 固定针柄,松开止血带、嘱患者松拳、打开调节器。

19.液体滴入通畅后,胶贴固定穿刺针(图31-4)。

20.撤去垫枕、垫巾,协助患者取舒适卧位。

21.调节滴速,操作后再次核对患者(每分钟不超过60滴)

22.核对血袋上的标签,摇匀血液(图31-5)(二人核对)。

23.打开血袋上封口,消毒管口。

24.将输血器针头从生理盐水瓶中拔出插入血袋管口(图31-6)。

25.将血袋挂于输液架上,调节血液滴速(图31-7)(每分钟滴速不超过20滴,15 min 后如无反应,调至40~60滴/min)。

26.记录输血时间、滴速、有无输血反应。

27.输血完毕,消毒生理盐水瓶塞。

28.将输血器针头从血袋中拔出插入生理盐水瓶中(将输血器中血液输完)。

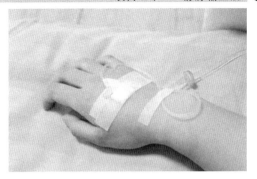

图31-4　胶贴固定

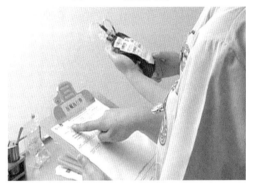

图31-5　二人核对

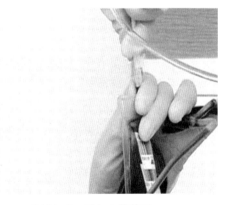

图31-6　插入血袋管口

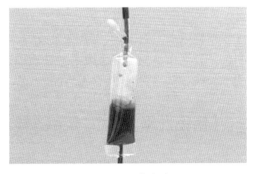

图31-7　调节滴速

29. 输液完毕,告知患者需要拔针。

30. 揭去胶贴,关闭调节器,迅速拔针(嘱患者按压至不出血,告知注意事项)。

31. 协助患者取舒适卧位,整理床单位。

32. 询问无需要后,洗手。

二、实训指导

【临床案例】

内科 4 病室,8 床,张××,男,46 岁,油漆工人,1 个月前无明显诱因下出现头晕,面色苍白,活动后心悸、气促,同时伴有发热,体温常在 37.5 ~ 38.5 ℃,晨起刷牙时常有齿龈出血,有明显胸骨痛及四肢关节痛。于 10 天前来院就诊,经检查,确诊为急性粒细胞白血病收入院治疗。患者目前神志清楚,精神较差,面色苍白,皮肤黏膜无明显出血点,胸骨下端明显压痛,体温 39 ℃,脉搏 92 次/min,呼吸 20 次/min,血压 120/72 mmHg。入院后已给予联合化学药物治疗,对症给予输血和抗生素应用,今日医嘱:输血 200 ml,st。

【操作评估】

根据以上案例分析,患者为血液病,机体抵抗力低,有感染的危险。根据医嘱给予输血,目的是补充血小板和凝血因子。输血前对患者评估,包括病情、治疗情况、血型、既往输血史、心理状态、接受能力、有无恐惧、焦虑、穿刺部位皮肤、血管等的评估。

【用物准备】

1. 治疗车上层 治疗盘,生理盐水,血液,输血器,皮肤消毒液,棉签,胶贴,输血本,止血带,垫枕,垫巾,治疗碗。

2.治疗车下层 医用垃圾桶,生活垃圾桶,弯盘,利器盒,剪刀,塑料筐等。
另备输液架。

【操作流程及交流用语参考】

1.护士准备完毕。

2.核对输血卡。

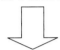

3.核对生理盐水标签、检查药液质量及拉环是否完好。

4.启开瓶盖,消毒瓶塞及瓶颈。

5.检查并打开输血器,取出输血器针头。

6.将输血器针头插入瓶塞,输血器袋套在生理盐水瓶上。

7.再次核对无误。

8.将备齐的用物推至床旁,放于合适位置。

9.核对床号、姓名,向患者解释。

您是8床张××师傅吧？今天输血的目的仍然是补充血小板和凝血因子，需要先输些生理盐水，不用紧张，和输液是一样的，您准备好了吧，咱们现在开始输血好吗？

10.将输液瓶挂于输液架上,排气。

11. 协助患者取舒适卧位,在穿刺静脉肢体下放垫枕与垫巾。

张师傅,您这样躺着输可以吗? 把您的手伸出来,我再看一下,就在这穿刺了,先扎止血带,有点紧,不用紧张。

12. 选择血管,消毒皮肤。

13. 在穿刺点上方约 6 cm 处扎止血带。

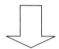

14. 再次消毒皮肤。

15. 再次核对,打开调节夹,再次排气至少量溶液滴出。

16. 关闭调节夹并检查针头及输血器管内有无气泡,取下护针帽。

张师傅,请您轻轻握拳,……,好了,液体滴的顺利,可以松开拳了。您没有什么不舒适吧?

17. 嘱患者握拳,穿刺进针,见回血后再进针少许。

18. 固定针柄,松开止血带、嘱患者松拳、打开调节器。

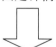

19. 液体滴入通畅后,胶贴固定穿刺针。

您是张××师傅吧,液体滴速我已经调节好了,每分钟48滴,您这样躺着没有不舒服吧? 先输一会,输液顺利的话,很快就可以输血了。

20. 撤去垫枕、垫巾,协助患者取舒适卧位。

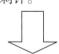

21. 调节滴速,操作后再次核对患者。

22. 二人核对血袋上的标签,摇匀血液。

23. 打开血袋上封口,消毒管口。

24. 将输血器针头从生理盐水瓶中拔出插入血袋管口。

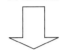

25. 将血袋挂于输液架上,调节血液滴速。

张师傅,现在可以输血了,开始输血的速度不能太快,每分钟不能超过20滴,15 min后如无反应,我再给您调至40～60滴/min,您不用着急,输血过程中如果感到有什么不适,请按床头的呼叫器,我也会随时来看您的。

26. 记录输血时间、滴速、有无输血反应。

27. 输血完毕,消毒生理盐水瓶塞。

28. 将输血器针头从血袋中拔出插入生理盐水瓶中。

张师傅,血已经输完了,还需要再输一些生理盐水,将管腔内的血液全部输进去,……现在可以拔针了,请您按压住针眼,直到不出血就可以了。短时间内不要洗手,保持手部清洁。

29. 输液完毕,告知患者需要拔针。

30. 揭去胶贴,关闭调节器,迅速拔针,告知注意事项。

31. 协助患者取舒适卧位,整理床单位。

32. 询问患者无需要后,洗手。

【交流用语范例】

（一）核对、解释用语

1. 请问您是 8 床的张××师傅吧？我看一下您的腕带好吗？一会要给您输血,您以前输过血吗？输血和输液的方法是一样的,没有特殊的不适,输血是为了增强您的抵抗力,不用紧张。您想在哪只手上输呢？我看一下,血管很清晰,弹性也很好,一会输血会很顺利的。您先方便一下吧,我很快来给您输。

2. 您的床号是 8 床,您是叫张××吗？我看一下您的腕带。一会要给您输血,上周输血很顺利吧,今天和上次输的血一样多,也是为了补充血小板和凝血因子,可以有助于止血。今天输哪只手呢？我看一下,还在这只手上输吗？您活动一下？血管很清楚,您放心。您可以先方便一下,我去准备好很快来您输血。

（二）操作中指导与交流

1. 穿刺

(1) 把您的手伸出来,我再看一下;先扎止血带,有点紧;涂消毒液了,稍有些凉,不用紧张;请轻轻握拳;好了,可以松开拳了,液体滴的顺利;可以固定了。

(2) 现在先开始输液,请伸出手,我看一下血管,血管清晰,弹性也很好;给您扎止血带了,稍有点紧;现在消毒,有点凉;准备扎针了,请轻轻握拳;好了,请松拳;已经固定好了。

2. 拔针

(1) 现在血液输完了,还需要再输一些生理盐水,冲净管腔;已经输完,现在可以拔针了;请您压住针眼处大约 5 min,直至不出血为止。

(2) 张师傅,血液已经输完了,再输些生理盐水将管腔冲净就可以了;现在拔针,您用手压住棉签,直至不出血。

（三）操作后嘱咐

1. 穿刺成功后

(1) 滴速我已经调节好了,每分钟不超过 60 滴;很顺利,现在换上血液,输血开始时不能太快,每分钟不能超过 20 滴,不用着急,15 min 后,我会再给您调节快一些,您有什么不舒适一定要告诉我;床头呼叫器我已经放在您枕边了,有需要请按呼叫器,我也会随时来看您的。

(2) 液体滴的顺利,请不要压住输液管,过几分钟,如果顺利就可以换上血了;现在已经换上血了,输血开始的时候不能太快,每分钟不超过 20 滴,15 min 后如果没什么不适,我再给您调快一些;已经调至 40 滴了,不用着急,您有什么不适,请及时告诉我,这是呼叫器,给您放这了,如有需要,可以按呼叫器,我也会随时来看您的。

2. 拔针后

(1) 我看一下,好了,已经不出血了,把棉签扔到这里吧;您还想这样躺着休息吗？我帮您整理一下,谢谢您的配合,您休息吧。

(2) 我看看您的手,已经不出血了,把棉签扔到弯盘里吧;您这样躺着舒服吗？我帮您整理一下被子,您可以休息了,谢谢您的配合,如果有什么需要,请按呼叫器。

三、评分标准

	操作标准	分值	扣分细则	得分
素质评价	1. 语言清晰、流利,普通话标准 2. 行为举止规范、大方、优雅 3. 着装规范,符合护士仪表礼仪	2 3 3	一项不符合要求扣1分 不符合要求酌情扣分 服装、鞋帽一项不符合要求扣1分	
准备质量评价	1. 物品备齐,放置有序 2. 操作前评估患者,准备输液架 3. 评估环境 4. 洗手,戴口罩	2 2 1 2	物品少一样扣1分,放置无序扣1分 一项未做扣1分,评估与病情不符扣1分 未评估扣1分 一项未做扣1分,洗手动作一步不规范扣0.2分	
操作过程质量评价	1. 核对输血卡 2. 核对生理盐水标签、检查药液质量及拉环是否完好 3. 启开瓶盖,消毒瓶塞及瓶颈 4. 检查并打开输血器,取出输血器针头 5. 将输血器针头插入瓶塞,输血器袋套在生理盐水瓶上 6. 再次核对无误 7. 备齐用物推至床旁,放至便于操作处 8. 核对床号、姓名,向患者解释 9. 将输液瓶挂于输液架上,排气 10. 协助患者取舒适卧位,在穿刺静脉肢体下放垫巾、垫枕,准备输液胶贴 11. 选择静脉,消毒皮肤 12. 扎止血带,再次消毒皮肤 13. 再次核对,打开调节夹,再次排气至少量药液滴出 14. 关闭调节夹并检查针头及输血器管内有无气泡,取下护针帽 15. 嘱患者握拳,穿刺 16. 固定针柄,松开止血带、嘱患者松拳、打开调节器 17. 液体滴入通畅后,胶贴固定穿刺针 18. 撤去垫枕、垫巾,协助患者取舒适卧位 19. 调节滴速,操作后再次核对患者 20. 二人核对血袋上的标签,摇匀血液 21. 打开血袋上封口,消毒管口 22. 将输血器针头从生理盐水瓶中拔出插入血袋管口 23. 将血袋挂于输液架上,调节血液滴速 24. 记录输血时间、滴速、有无输血反应 25. 输血完毕,消毒生理盐水瓶塞 26. 将输血器针头从血袋中拔出插入生理盐水瓶中 27. 输液完毕,告知患者需要拔针 28. 揭去胶贴,关闭调节器,迅速拔针,告知注意事项 29. 协助患者取舒适卧位,整理床单位 30. 询问患者无需要后,洗手	1 2 2 2 2 1 2 3 3 4 4 4 3 2 6 4 2 3 2 4 2 2 2 2 1 1 1 4 2 2	未核对扣1分,核对项目不全扣0.5分 一项未核对扣1分 一项示做扣1分,消毒方法、范围不正确各扣0.5分,污染扣1分 一项未做扣1分 一项未做扣1分,污染扣1分 未做扣1分 物品放置不妥扣1分 一项未做扣1分 排气方法不正确扣1分,未一次排净空气扣1分 一项未做扣1分 一项未做扣2分,消毒方法、范围不正确各扣1分,污染扣1分 扎止血带位置不妥扣1分,消毒方法、范围不正确各扣1分,污染扣1分 一项未做扣1分,空气未排净扣1分 一项未做扣1分 未嘱患者握拳扣1分,重复穿刺一次扣2分,穿刺失败扣5分,污染扣1分 一项未做扣1分 固定不牢扣1分,固定不美观扣0.5分,污染扣1分 一项未做扣1分,未协助患者扣0.5分 一项未做扣1分,污染扣1分 一项未做扣2分,摇匀血袋方法不正确扣1分 一项未做扣1分,方法不正确扣1分,污染扣1分 未做扣2分,污染扣1分 一项未做扣1分,滴速超过20滴/min扣0.5分,记录与实际误差大于4滴扣1分 未做扣2分,记录不全扣1分, 未消毒瓶塞扣1分 未做扣1分,污染扣1分 未做扣1分 一项未做扣1分 一项未做扣1分,床铺不整齐扣0.5分 一项未做扣1分	

	操作标准	分值	扣分细则	得分
终末质量评价	1. 与患者沟通能力(操作前、中、后解释用语) 2. 关心患者,应变能力强 3. 操作程序符合标准,无菌观念强 4. 操作用时不超过 15 min (操作过程为计时部分)	3 2 2 3	否则各扣 1 分 一项不符合要求扣 1 分 程序颠倒一次扣 1 分,污染一次扣 1 分 每超时 30 s 扣 1 分	

（高晓梅　赵春玲）

项目三十二

氧气吸入法(双侧鼻导管或鼻塞法)

一、教学重点

(一)操作目的

1. 提高患者血氧含量及动脉血氧饱和度。

2. 纠正各种原因引起的缺氧。

(二)相关知识点

1. 使用前检查氧气各管道连接是否紧密,有无漏气。

2. 氧气表的安装要与地面垂直,湿化瓶内加无菌蒸馏水 1/3~1/2 满。

3. 严格遵守吸氧操作规程。吸氧前应先调节好流量再插鼻导管;停用时先拔出鼻导管,再关流量开关;中途改变流量时,应先将氧气和鼻导管分离,调节好流量后再连接上。

4. 确保用氧安全,做好"四防",①防震;②防火;③防油;④防热。

5. 氧气筒内氧气不可用尽,压力表指针降至 5 kg/cm²(0.05 MPa),即不可再用,以防灰尘、杂质进入氧气筒内,再次充气时引起爆炸。

6. 未用或用空的氧气筒,应分开放置,分别悬挂"满"或"空"的标志,避免急用时搬错而影响抢救。

7. 持续吸氧者应每日更换鼻导管(鼻塞)、湿化瓶、连接管,并清洁消毒。

(三)操作准备

1. 护士准备　着装规范,洗手,戴口罩。

2. 患者准备　了解吸氧的目的、方法,鼻腔初步清洁。

4. 用物准备

(1)治疗车上层　治疗盘,治疗碗(内盛清水),蒸馏水,棉签,湿化瓶,氧气表,一次性双侧鼻导管或鼻塞,扳手,弯盘,纱布,吸氧记录本,洗手液。

（2）治疗车下层　医疗垃圾桶、生活垃圾桶,治疗碗,收纳盘。

4.环境准备　环境整洁、安静,光线、温湿度适宜,室内禁止明火,避开热源。

（四）评估内容

1.物品是否齐全、有效,氧气筒内剩余氧气量。

2.患者病情、年龄、呼吸状况、缺氧程度和症状以及鼻腔情况。

3.患者的意识状态,对吸氧目的及配合要点的了解程度。

4.环境是否符合要求。

（五）操作流程及操作要点

1.护士准备完毕。

2.携用物至床旁,放至便于操作处（图32-1）。

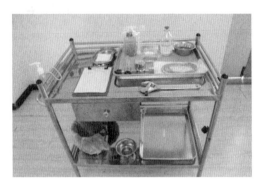

图32-1　吸氧用物

3.核对床号、姓名,向患者解释。

4.取下氧气帽,吹尘(逆时针方向打开氧气筒总开关1/4周,使气流快速流出)。

5.安装氧气表,连接湿化瓶（图32-2）(氧气表与地面垂直,湿化瓶内装水1/2~2/3满)。

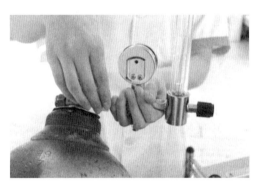

图32-2　装氧气表

6.检查连接处是否漏气(关流量表—开总开关—开流量表—检查—关流量表)。

7.与患者沟通,检查并清洁鼻腔（图32-3）。

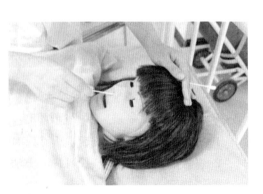

图32-3　清洁鼻腔

8.连接一次性双侧鼻导管或鼻塞。

9. 检查氧气流出是否通畅,管道有无漏气(将鼻导管或鼻塞末端放入水中,观察有气泡溢出)。

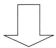

10. 调节氧流量(图32-4)(轻度缺氧1~2 L/min,中度缺氧2~4 L/min,重度缺氧4~6 L/min)。

11. 插入并固定鼻导管或鼻塞(图32-5)(将鼻导管或鼻塞插入鼻孔,再将导管固定于耳后,松紧适宜)。

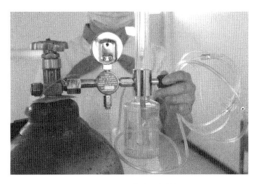

图32-4　调节氧流量

12. 向患者交代注意事项。

13. 协助患者取舒适卧位,清理用物,洗手。

14. 记录吸氧时间及氧流量。

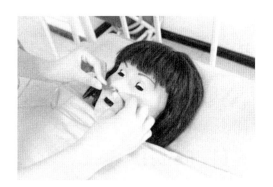

图32-5　插入鼻导管

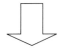

15. 停止吸氧。

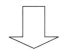

16. 核对床号、姓名,向患者解释。

17. 弯盘放于枕旁,取下鼻导管或鼻塞,清洁面部(图32-6)。

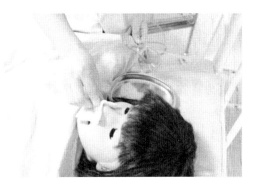

图32-6　清洁面部

18. 关流量表,分离鼻导管放入弯盘中。

19. 协助患者取舒适卧位,询问患者无需要后,洗手。

20. 记录停氧时间。

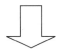

21. 关总开关,开流量表放出余气,关流量表。

22. 卸下湿化瓶和氧气表,戴上氧气帽。

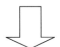

23. 记录氧气剩余量,洗手。

二、实训指导

【临床案例】

外科病区1病室,2床,李先生,40岁,胃癌术后,神志清,遵医嘱给予氧气吸入。

【操作评估】

根据以上案例分析,患者大手术后,机体处于高耗氧状态,给予低流量持续氧气吸入可提高患者的血氧饱和度,有利于切口愈合,促进机体康复。

【用物准备】

1. 治疗车上层　治疗盘,治疗碗(内盛清水),蒸馏水,棉签,湿化瓶,氧气表,一次性双侧鼻导管或鼻塞,扳手,弯盘,纱布,吸氧记录本,洗手液。

2. 治疗车下层　医疗垃圾桶,生活垃圾桶,治疗碗,收纳盘。

【操作流程及交流用语参考】

1. 护士准备完毕。

2. 携用物至床旁,放至便于操作处。

3. 核对床号、姓名,向患者解释。

> 您是2床李××吗? 李叔叔您好, 由于您现在刚做过手术, 需要为您进行吸氧, 这样可以提高您的血氧饱和度, 有利于您的身体康复, 请您配合一下, 好吗?

4. 取下氧气帽,吹尘。

> 李叔叔, 我要先装气表, 声音可能有些大, 不用紧张。

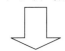

5. 安装氧气表,连接湿化瓶。

6. 检查连接处是否漏气(关流量表—开总开关—开流量表—检查—关流量表)。

7. 与患者沟通,检查并清洁鼻腔。

> 李叔叔, 我给您擦一下鼻腔, 好吗? 请您放松, 我会轻点的。

8. 连接双侧鼻导管或鼻塞。

9. 检查氧气流出是否通畅,管道有无漏气(将鼻导管或鼻塞末端放入水中,观察有气泡溢出)。

10. 调节氧流量。

> 李叔叔, 我为您插上导管(戴上鼻塞)好吗?

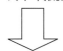

11. 插入并固定鼻导管或鼻塞。

李叔叔，现在氧气已为您调好，请您不要随意调节氧流量，不要摘下鼻导管，好吗？请家人不要在室内吸烟及用火，注意用氧安全。您如果有什么不适请随时通知我，谢谢您的配合。

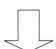

12. 向患者交代注意事项。

13. 协助患者取舒适卧位,清理用物,洗手。

14. 记录吸氧时间及氧流量。

15. 停止吸氧。

李叔叔您好，现在您不需要吸氧了，我来给您停氧，请您配合。

16. 核对床号、姓名,向患者解释。

17. 弯盘放于枕旁,取下鼻导管或鼻塞,清洁面部。

18. 关流量表,分离鼻导管放入弯盘中。

李叔叔，这样躺着还舒服吗？停氧后如果您觉得胸闷、呼吸不畅等，请及时告知我。谢谢您的配合。

19. 协助患者取舒适卧位,询问患者无需要后,洗手。

20. 记录停氧时间。

21. 关总开关,开流量表放出余气,关流量表。

22. 卸下湿化瓶和氧气表,戴上氧气帽。

23. 记录氧气剩余量,洗手。

【交流用语规范】

（一）核对、解释用语

1. 请问您是 2 床李××先生吗？ 我看一下您的腕带好吗？ 我是您的责任护士×××,由于手术后机体会缺氧,为了满足身体的需要,促进切口愈合,现在需要给您吸氧,请您配合,好吗？

2. 您好,我看一下您的腕带好吗？ 您是 2 床李××先生吧？ 因为您刚手术过,现在需要为您进行吸氧治疗,这样您会更快康复,请您配合,好吗？

（二）操作中指导与交流

1. 我先为您清洁鼻腔,可能有点不舒服,请您忍耐一下。 插管了,请放松,管子固定的松紧可以吗？

2. 导管插好了,请您把嘴闭上,尽量用鼻子呼吸好吗？

（三）操作后嘱咐

1. 氧流量已调好,吸氧过程中请您不要随意调节氧流量,不要摘下鼻导管,谢谢合作。

2. 在吸氧的过程中请注意安全,不要在室内吸烟及使用明火。

3. 如果您感到鼻咽部干燥不适或者胸闷憋气时,请及时告知我。

4. 您感觉好些了吗？ 现在您不用吸氧了,我来帮您拔除鼻导管好吗？

5. 您如果还有什么需要,请按呼叫器,我会随时来看您。

三、评分标准

	操作标准	分值	扣分细则	得分
素质评价	1. 语言清晰、流利,普通话标准	2	一项不符合要求扣 1 分	
	2. 行为举止规范、大方、优雅	3	不符合要求酌情扣分	
	3. 着装规范,符合护士仪表仪容	3	服装、鞋帽一项不符合要求扣 1 分	

	操作标准	分值	扣分细则	得分
准备质量评价	1. 物品准备齐备，摆放有序	2	物品少一样扣1分，摆放无序扣1分	
	2. 操作前评估患者	2	未评估患者扣2分，评估与病情不符扣1分	
	3. 评估环境	1	未评估扣1分	
	4. 洗手，戴口罩	2	一项未做扣1分，洗手动作一步不规范扣0.2分	
操作过程质量评价	1. 携用物至床旁，放至便于操作处	2	未做扣2分，放置不妥扣1分	
	2. 核对床号、姓名，向患者解释	3	一项未做扣1分	
	3. 取下氧气帽，吹尘	2	一项未做扣1分	
	4. 安装氧气表，连接湿化瓶	8	安装方法不正确扣4分，安装顺序错误扣2分，漏气扣2分，二次安装扣4分，湿化瓶内加水不合要求扣1分	
	5. 检查连接处是否漏气	4	未做扣4分，开关顺序错误扣2分	
	6. 与患者沟通，检查并清洁鼻腔	4	一项未做扣2分，清洁鼻腔不到位扣1分	
	7. 连接双侧鼻导管或鼻塞	4	未做扣4分，连接不牢固扣1分	
	8. 检查氧气流出是否通畅，管道有无漏气	4	未检查扣4分，检查方法不正确扣2分	
	9. 调节氧流量	6	未调节扣6分，流量与病情不符扣4分	
	10. 插入并固定鼻导管或鼻塞，向患者交代注意事项	6	插管动作过猛扣2分，固定过紧或过松扣1分，未向患者交代扣2分	
	11. 协助患者取舒适卧位，清理用物，洗手	3	一项未做扣1分，未协助患者扣0.5分	
	12. 记录用氧时间、流量	4	一项未做扣2分	
	停氧			
	13. 核对床号、姓名，向患者解释	3	一项未做扣1分	
	14. 弯盘放于枕旁，取下鼻导管或鼻塞，清洁面部	3	一项未做1分	
	15. 关流量表，分离鼻导管放入弯盘中	4	一项未做扣2分，关错开关扣1分	
	16. 协助患者取舒适卧位，询问患者无需要后，洗手	3	一项未做扣1分，未协助患者扣0.5分	
	17. 记录停氧时间	1	未做扣1分	
	18. 关总开关，开流量表放出余气，关流量表	3	未做扣3分，开关顺序错误扣1分	
	19. 卸下湿化瓶和氧气表，戴上氧气帽	6	一项未做扣2分，卸表顺序或方法错误扣1分	
	20. 记录氧气剩余量，洗手	2	一项未做扣1分	
终末质量评价	1. 动作熟练，操作规范、有序	2	不符合要求酌情扣分	
	2. 指导到位，关心患者	2	吸入过程未进行指导扣2分	
	3. 吸氧有效，用氧安全	2	不符合要求扣2分	
	4. 操作用时不超过5 min （操作过程第2~20项为计时部分）	4	每超时30 s扣1分	

（汤淑芬　牛冬花）

项目三十三

经口/鼻吸痰技术

一、教学重点

(一)操作目的

1.清除患者呼吸道分泌物,保持呼吸道通畅。

2.防止窒息和吸入性肺炎等并发症。

3.改善肺通气,促进呼吸功能。

(二)相关知识点

1.按照无菌操作原则,插管动作轻柔、敏捷,每次更换吸痰管。

2.吸痰前后应给予高流量吸氧,每次吸痰时间不宜超过 15 s。如痰液较多,需要再次吸引,应间隔 3~5 min,患者耐受后再进行。

3.如痰液黏稠,可以配合翻身叩背、雾化吸入;患者发生缺氧症状如发绀、心率下降时,应立即停止吸痰,休息后再吸。

4.注意观察患者痰液的性状、颜色、量。

5.吸引器负压一般成人 40~53.3 kPa(300~400 mmHg),儿童<40 kPa(300 mmHg)。

6.插入吸痰管时勿带负压,防止吸破黏膜。

(三)操作准备

1.护士准备　衣帽整齐,规范洗手,戴口罩。

2.患者准备　了解操作的目的、方法、配合要点,体位舒适。

3.用物准备

(1)治疗车上层　治疗盘,一次性连接管,弯盘,无菌纱布,无菌手套,吸痰管(型号齐全),听诊器,外用生理盐水,洗手液。必要时备压舌板,开口器,舌钳,电插板等。

(2)治疗车下层　医疗垃圾桶及生活垃圾桶。

吸痰器或中心负压吸引装置一套。

3. 环境准备　病室清洁、通风,光线充足、温湿度适宜。

(四)评估内容

1. 了解患者的意识状态、生命体征、吸氧流量。

2. 患者呼吸道分泌物的量、黏稠度、部位。

3. 对清醒患者应当进行解释,取得患者配合。

(五)操作流程及操作要点

1. 护士准备完毕。

2. 将备齐的用物推至床旁,放在便于操作处(图33-1)。

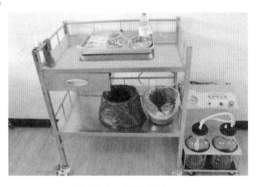

图33-1　吸痰用物

3. 核对床号、姓名,向患者解释,协助取舒适卧位。

4. 接通电动吸引器电源或安装中心负压吸引装置,调节负压(图33-2)(检查吸引器的性能是否良好及连接是否正确)。

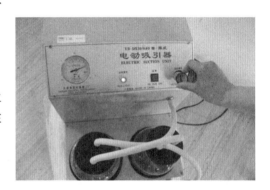

图33-2　调节负压

5. 检查患者口、鼻腔(有活动性义齿取下)。

6. 协助患者头部转向操作者(昏迷患者使用压舌板或开口器协助张口)。

7. 选择型号合适的吸痰管,撕开外包装。

8. 戴手套,连接吸痰管与吸引器。

9. 左手持吸痰管,右手(或无菌镊子)持吸痰管前端试吸(图 33-3)(左手折叠吸痰管末端,右手持管放入生理盐水中后,左手放开折叠处,试吸是否通畅)。

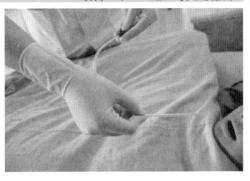

图 33-3　持吸痰管方法

10. 轻轻插入口咽部,放松吸痰管折叠端将口咽部的分泌物吸净(图 33-4)(如痰液黏稠可配合叩背或雾化吸入,观察患者面色、呼吸、心率、血压)。

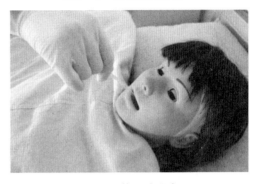

图 33-4　从口腔吸痰

11. 更换吸痰管,插至气管深部轻轻左右旋转,向上提拉边吸边退,吸净气管内分泌物(观察痰液颜色、性状和量)。

12. 抽吸生理盐水冲洗管道(防止管道堵塞)。

13. 听诊气管及双肺呼吸音。

14. 吸痰完毕,关闭吸引器开关。

15. 纱布擦净面部。

16. 协助患者取舒适卧位,整理床单位,向患者及家属交代注意事项。

17. 清理用物,洗手。

二、实训指导

【临床案例】

神经内科病区 3 病室,6 床,王女士,75 岁,患脑梗死,神志清,咳嗽无力,排痰困难,遵医嘱给予吸痰。

【操作评估】

根据以上案例分析,患者为老年患者,神经系统疾病,卧床、咳嗽无力均可导致呼吸道阻塞,为保持呼吸道通畅应及时给予吸痰,清理呼吸道分泌物,预防肺部感染,患者神志清楚,可以配合部分操作。

【用物准备】

1. 治疗车上层　治疗盘,一次性连接管,弯盘,无菌纱布,无菌手套,吸痰管(型号齐全),听诊器,外用生理盐水,洗手液。必要时备压舌板,开口器,舌钳,电插板等。
2. 治疗车下层　医疗垃圾桶及生活垃圾桶。
3. 吸痰器或中心负压吸引装置一套。

【操作流程及交流用语参考】

1. 护士准备完毕。

2. 将备齐的用物推至床旁,放在便于操作处。

3. 核对床号、姓名,向患者解释,协助取舒适卧位。

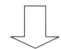

4. 接通电动吸引器电源或安装中心负压吸引装置,调节负

> 王奶奶您好, 您现在咳嗽无力, 呼吸道内的痰液无法排出, 我使用吸痰器将您的痰液吸出, 以保持呼吸道通畅, 预防肺部感染, 请您配合。

压(检查吸引器的性能是否良好及连接是否正确)。

5. 检查患者口、鼻腔(有活动性义齿取下)。

> 请让我检查您的口腔和鼻腔,您有活动性义齿吗? 您的口腔和鼻腔做过手术吗?

> 王奶奶,请您张口,我操作尽量轻柔,您有不适请打手势告诉我。

6. 协助患者头部转向操作者(昏迷患者使用压舌板或开口器协助张口)。

7. 选择型号合适的吸痰管,撕开外包装。

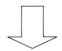

8. 戴手套,连接吸痰管与吸引器。

9. 左手持吸痰管,右手(或无菌镊子)持吸痰管前端试吸。

10. 轻轻插入口咽部,放松吸痰管折叠端将口咽部的分泌物吸净。

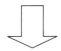

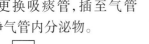

11. 更换吸痰管,插至气管深部吸净气管内分泌物。

> 王奶奶,请您放松,您的痰液比较黏稠,我给您拍拍背,再雾化吸入一会儿,这样痰容易吸出来。

12. 抽吸生理盐水冲洗管道。

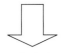

13. 听诊气管及双肺呼吸音。

> 王奶奶,请您放松,痰液已经抽吸干净,您现在感觉舒适了吗?如果痰液黏稠咳不出来,我会为您叩背和雾化吸入,您要适当饮水,以利痰液排出。如果有任何不适,请及时呼叫我,我也会定时巡视,谢谢配合。

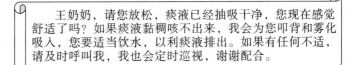

14. 吸痰完毕,关闭吸引器开关。

15.纱布擦净面部。

16.协助患者取舒适卧位,整理床单位,向患者及家属交代注意事项。

17.清理用物,洗手。

【交流用语范例】

(一)核对、解释用语

1.请问您是6床的王××女士吧？我看一下您的腕带好吗？您现在咳嗽无力,呼吸道内的痰液无法排出,我使用吸痰器将您的痰液吸出,以保持呼吸道通畅,预防肺部感染,请您配合好吗？

2.您的床号是6床,您是叫王××吗？我看一下您的腕带。我是您的责任护士××,您现在咳嗽无力,我给您把痰吸出来,以保持呼吸道通畅,预防肺部感染,请您配合好吗？

(二)操作中指导与交流

1.您这样躺着舒适吗？

2.把您的头偏向我这边好吗？

3.请稍等。

4.会有些不舒适,请您深呼吸,请放松。

(三)操作后嘱咐

1.请您放松,痰液已经抽吸干净,您现在感觉舒适了吗？如果痰液黏稠咳不出来,还可以给予叩背和雾化吸入,您要适当饮水,以利痰液排出。如果有任何不适,请及时呼叫我,我也会定时巡视,谢谢配合。

2.您现在感觉是否好些了？如果还有痰液黏稠咳不出来,可以采取叩背和雾化吸入,您也要适当饮水,以稀释痰液利于排出,谢谢配合。

三、评分标准

	操作标准	分值	扣分细则	得分
素质评价	1.语言清晰、流利,普通话标准	2	一项不符合要求扣1分	
	2.行为举止规范、大方、优雅	3	不符合要求酌情扣分	
	3.着装规范,符合护士仪表礼仪	3	服装、鞋帽一项不符合要求扣1分	
准备质量评价	1.物品备齐,放置有序	2	物品少一样扣1分,放置无序扣5分	
	2.操作前评估患者	2	未评估患者扣1分,评估与病情不符扣0.5分	
	3.评估环境	1	未评估扣1分	
	4.规范洗手,戴口罩	2	一项未做扣2分,洗手动作一步不规范扣0.2分	
操作过程质量评价	1.将用物携至床旁,放至便于操作处	2	一项未做扣2分	
	2.核对床号、姓名,向患者解释	3	一项未做扣2分,观察解释不到位扣2分	
	3.协助患者取舒适卧位	2	未做扣2分	
	4.接通电源,打开开关,检查吸引器性能是否良好及连接是否正确,调节负压,用生理盐水试吸,检查是否通畅	6	连接错误扣2分,负压不符合要求扣2分,未试吸扣1分	
	5.检查口腔、鼻腔,(口述:取下活动义齿)	6	一项未做扣2分	
	6.协助患者将头偏向操作者,(口述:昏迷患者使用压舌板或开口器协助张口	4	一项未做扣2分	
	7.选择并检查吸痰管的型号和灭菌有效期,撕开外包装	4	一项未做扣2分,检查不到位扣1分	
	8.戴手套后,将吸痰管抽出并盘绕在左手,连接吸痰器负压管	6	一项未做扣2分	
	9.左手折叠导管末端,右手持吸痰管前端,放入生理盐水后左手松开折叠处,试吸通畅后,轻轻插入口咽部,同法将口腔咽部的分泌物吸净	10	手法不正确扣2分,未试吸扣1分,带负压下管扣2分,动作粗暴扣2分	
	10.更换吸痰管,插至气管深部,吸净气管内分泌物,(边做边口述:同时观察患者的面色、呼吸、心率及痰液的性状、颜色、量)	10	手法不正确扣4分,未试吸扣1分,带负压下管扣2分,动作粗暴扣2分	
	11.抽吸生理盐水冲洗管腔	2	未做扣2分	
	12.听诊肺部有无痰鸣音,气道是否通畅,(口述:痰液黏稠,可配合叩背、雾化吸入)	6	一项未做扣2分,听诊部位不正确扣2分,叙述不符合要求扣2分	
	13.吸痰完毕,关闭吸痰器开关,分离吸痰管,将负压管置于床旁盛有消毒液的瓶内	4	一项未做扣1分	
	14.纱布擦净面部	2	未做扣2分	
	15.协助患者取舒适卧位,整理床单位,向患者及家属交代注意事项	6	一项未做扣2分	
	16.清理用物,洗手	2	一项未做扣1分	

	操作标准	分值	扣分细则	得分
终末质量评价	1. 严格操作规程,动作轻柔敏捷	2	一项不符合要求扣 1 分	
	2. 吸痰时间不宜过久,负压不宜过大	2	一项不符合要求扣 1 分	
	3. 吸痰时注意观察患者病情变化,体现人文关怀	2	观察不严谨扣 2 分,未体现人文关怀扣 2 分	
	4. 用物处理符合消毒隔离要求	2	一项不符合要求扣 1 分	
	5. 操作用时不超过 5 min（操作过程第 2～16 项为计时部分）	2	每超时 30 s 扣 1 分	

（牛冬花　汤淑芬）

项目三十四

洗胃法

一、教学重点

（一）操作目的

1. 清除胃内有毒物质或刺激物，减少毒物吸收。

2. 清除幽门梗阻患者胃内滞留食物，减轻胃黏膜充血水肿。

3. 为手术或某些检查做准备。

（二）相关知识点

1. 洗胃溶液温度不宜过高，以 25~38 ℃为宜。

2. 洗胃时患者取坐位或半坐位，中毒较重者取左侧卧位。

3. 胃管从口腔插入55~60 cm，每次灌入量300~500 ml，漏斗胃管洗胃时，举漏斗高过头部30~50 cm。

4. 洗胃过程中注意观察患者面色及洗出液的颜色、气味、性状及量，如洗出血性液体，立即停止洗胃。

5. 不同毒物中毒禁忌药物：酸性物中毒禁忌强酸药物；碱性物中毒禁忌强碱药物；1605、1059、乐果中毒禁忌高锰酸钾；敌百虫中毒禁忌碱性药物；DDT、666 中毒禁忌油性泻药；磷化锌中毒禁忌油类、脂肪类食物。

6. 幽门梗阻患者宜在饭后4~6 h 或空腹时洗胃；吞服强酸、强碱等腐蚀性物质、消化道溃疡、食管狭窄、食管静脉曲张、胃癌等患者禁忌洗胃；昏迷患者洗胃应谨慎。

（三）操作准备

1. 护士准备　衣帽整齐，规范洗手，戴口罩。

2. 患者准备　了解操作的目的、方法、配合要点，体位舒适。

3. 用物准备（以洗胃机洗胃为例）

（1）治疗车上层　治疗盘,胃管,水温计,润滑油,开口器,牙垫,压舌板,舌钳,棉签,胶布,弯盘,围裙或治疗巾等。

（2）治疗车下层　水桶2只(分别盛放洗胃液和污水),医疗垃圾桶及生活垃圾桶。

（3）床边备洗胃机,必要时备移动电源插座。

4.环境准备　病室清洁、通风,光线充足、温湿度适宜,必要时屏风遮挡。

（四）评估内容

1.患者意识状态、生命体征。

2.中毒物名称、性质、中毒量、中毒时间。

3.对清醒患者应当进行解释,取得患者配合。

（五）操作流程及操作要点

1.护士准备完毕。

2.将备齐的用物推至床旁,放在便于操作处(图34-1)。

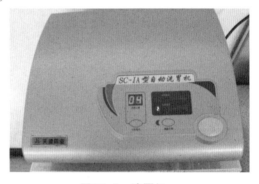

图34-1　洗胃机

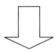

3.核对床号、姓名,向患者解释。

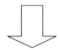

4.接通电源,打开开关,检查机械功能。

5.连接导管(图34-2)(一根连接进液口,一根连接排液口)。

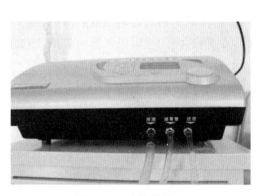

图34-2　连接导管

6.协助患者取合适卧位,将围裙围于患者胸前。

7.嘱患者张口,取下活动义齿,放入牙垫。弯盘置于口角旁(昏迷患者使用压舌板或开口器协助张口)。

8.润滑胃管前端,由口腔插入55～60 cm(约前额发际至剑突)。

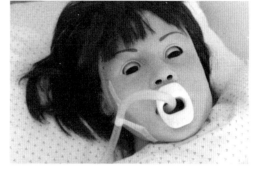

图 34-3　胶布固定

9. 将胃管与洗胃机相连,开机抽吸,证实胃管在胃内后,胶布固定(图 34-3)。

10. 按下抽吸键,先吸出胃内容物,再按洗胃键进行冲洗。

11. 反复冲洗干净后,按停机键。

12. 反折胃管末端,拔出胃管,取出牙垫。

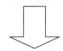

13. 协助患者漱口,清洁面部。

14. 协助患者取舒适体位。

15. 清洗洗胃机,排尽机器内的水,关机。

16. 整理用物,洗手,记录。

二、实训指导

【临床案例】

某院急诊科,几位男士抬来一位约 40 岁的女性患者,告知医务人员,患者在家与丈夫吵架后喝了约 100 ml 农药。目前患者神志清楚,烦躁不安,护士即刻为患者洗胃。

【操作评估】

根据以上案例分析,患者为农药中毒,目前神志清楚,应首先了解患者喝的农药名称及农药的性质,是否有洗胃禁忌证,准备相应洗胃溶液,在中毒物性质不明时,先准备清水进行洗胃。

【用物准备】

1. 治疗车上层　治疗盘、胃管、水温计、润滑油、开口器、牙垫、压舌板、舌钳、棉签、胶布、弯盘、围裙或治疗巾等。

2. 治疗车下层　水桶 2 只(分别盛放洗胃液和污水),医疗垃圾桶及生活垃圾桶。

3. 床边备洗胃机,必要时备移动电源插座。

【操作流程及交流用语参考】

1. 护士准备完毕。

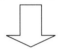

2. 将备齐的用物推至床旁,放在便于操作处。

3. 核对床号、姓名,向患者解释。

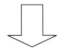

4. 接通电源,打开开关,检查机械功能。

> 这位女士您好,您现在一定很难受吧!您丈夫现在很着急,说明他是非常爱您的,您配合我们把药洗出来,好吗?

5. 连接导管。

6. 协助患者取合适卧位,将围裙围于患者胸前。

> 请张开嘴,让我检查一下您的口腔,您有假牙吗?一会给您从口腔插管,有假牙的话要先取下来。张开嘴,给您插管,稍有些不舒适,请您忍耐一下,配合我往下咽,好,就这样。

7. 嘱患者张口,取下活动义齿,放入牙垫。弯盘置于口角旁。

8. 润滑胃管前端,由口腔插入55~60 cm。

9. 将胃管与洗胃机相连,开机抽吸,证实胃管在胃内后,胶布固定。

10. 按下抽吸键,先吸出胃内容物,再按洗胃键进行冲洗。

> 已经插好了,不用紧张,很快就会洗干净了。

11. 反复冲洗干净后,按停机键。

12. 反折胃管末端,拔出胃管。

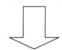

> 洗好了,给您把管子拔出来,我拔管的时候尽量屏住气。

13. 协助患者漱口,清洁面部。

14. 协助患者取合适卧位。

> 您先躺好休息,一会还要给您做其他的检查和治疗。

15. 清洗洗胃机,排尽机器内的水,关机。

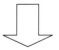

16. 整理用物,洗手,记录。

【交流用语范例】

(一)核对、解释用语

1. 这位女士,您不用紧张,现在我们把喝的药通过洗胃的方法洗出来,您配合一下好吗?

2. 您是这位女士的丈夫吧,您知道她喝的是什么药吗? 喝了多少? 现在必须先洗胃,这样可以减少毒素吸收,需要您配合我们,好吗?

（二）操作中指导与交流

1.请把嘴张开，要插管了，可能有点难受，请尽量忍耐一下。开始洗了，您有什么不舒适，请示意我们。

2.现在插管了，请张嘴，一定要忍耐一下，只有越快洗胃，您的危险才会越小。

（三）操作后嘱咐

1.已经洗完了，您也累了，先休息一会，还需要做一些检查和治疗。如果有任何不适，请及时呼叫我，我也会定时巡视，谢谢配合。

2.您现在感觉是否好些了？如果有什么不舒适，请及时按这个呼叫器，我们随时都在您身边。

三、评分标准

	操作标准	分值	扣分细则	得分
素质评价	1.语言清晰、流利，普通话标准 2.行为举止规范、大方、优雅 3.着装规范，符合护士仪表仪容	2 3 3	一项不符合要求扣1分 不符合要求酌情扣分 服装、鞋帽一项不符合要求扣1分	
准备质量评价	1.物品准备齐备，摆放有序 2.操作前评估患者 3.评估环境 4.洗手，戴口罩	2 2 1 2	物品少一样扣1分，摆放无序扣1分 未评估患者扣2分，评估与病情不符扣1分 未评估扣1分 一项未做扣1分，洗手动作一步不规范扣0.2分	
操作过程质量评价	1.携用物至床旁，放至便于操作处 2.核对床号、姓名，向患者解释 3.接通电源，打开开关，检查机器性能 4.连接导管，分别将管的另一端放入洗胃液内和污水桶内 5.协助患者取合适卧位，将围裙围于患者胸前 6.嘱患者张口，取下活动义齿，放入牙垫。弯盘置于口角旁。（口述：昏迷者用开口器助其张口） 7.润滑胃管前端，由口腔插入55～60 cm 8.将胃管与洗胃机相连，开机抽吸，证实胃管在胃内后，胶布固定 9.按下抽吸键，先吸出胃内容物，再按洗胃键进行冲洗 10.口述：反复冲洗干净后，按停机键 11.反折胃管末端，拔出胃管 12.协助患者漱口，清洁面部 13.协助患者取舒适卧位 14.清洗洗胃机，排尽机器内的水，关机 15.整理用物，洗手，记录	2 3 6 8 4 8 6 8 8 4 4 4 2 5 3	未做扣2分，放置不妥扣1分 一项未做扣1分 一项未做扣1分 连接方法不正确扣4分，连接管放置不妥扣2分 未做扣4分，开关顺序错误扣2分 一项未做扣2分 一项未做扣3分，插入长度不符扣4分 一项未做扣3分，固定不牢扣2分 按键顺序错误扣4分，洗胃过程不顺利及时调整扣2分，未能正确调整扣4分 一项未做扣2分 拔管方法不正确扣2分 一项未做扣2分 一项未做扣1分 一项未做2分 一项未做扣1分	

	操作标准	分值	扣分细则	得分
终末质量评价	1. 动作熟练,操作规范、有序	2	不符合要求酌情扣分	
	2. 指导到位,关心患者	2	洗胃过程未进行指导扣 2 分	
	3. 洗胃彻底,过程顺利	2	不符合要求扣 2 分	
	4. 操作用时不超过 10 min (操作过程第 2~15 项为计时部分)	4	每超时 30 s 扣 1 分	

(高晓梅　王　蕾)

项目三十五

单人徒手心肺复苏术

一、教学重点

(一)操作目的

1. 恢复猝死患者的呼吸、循环功能。

2. 用人工的方法保证重要器官的血氧供应。

(二)相关知识点

1. 首先判断患者是否需要进行心肺复苏,判断时间<10 s。

2. 判断意识:呼叫、拍、摇肩部。

3. 在最短时间内快速判断呼吸是否停止。

4. 判断心跳是否停止:喉结旁开 1~2 cm 处触摸颈动脉是否搏动消失,用时 5~10 s。

5. 去枕,仰卧于硬板床或地面上。

6. 解开衣领,松开腰带,打开气道。

7. 胸外心脏按压部位在胸骨中、下 1/3 交界处,按压深度大于 5 cm,按压频率每分钟大于 100 次。双手掌根重叠在按压部位,按压时手臂与胸壁垂直,肘部不能弯曲,按压深度与速度均匀,按压时注意观察患者面色。

8. 口对口人工呼吸,每次吹气量 500~600 ml,每次吹气时间大于 1 s,吹气时注意观察胸廓起伏。

9. 胸外心脏按压与人工呼吸的比例为 30:2,至少按压 5 个循环方可停下检查按压效果,检查时间不超过 10 s。

10. 停止按压指征:患者出现自主呼吸,大动脉搏动恢复,散大的瞳孔缩小,面色、口唇、甲床及皮肤色泽转红,收缩压在 60 mmHg 以上;或经连续抢救 30 min 以上无效者。

(三)操作准备

1. 护士准备　衣帽整齐,迅速快捷。

2. 患者准备 平卧于硬板床上或地上。

3. 用物准备 弯盘,纱布,手电,记录本,洗手液,必要时备木板、脚踏板。

4. 环境准备 病室安静,用屏风遮挡或将同病室其他患者搬离。

（四）评估内容

1. 物品是否齐全。

2. 环境是否符合准备要求。

3. 患者是否意识丧失,呼吸、心跳是否停止,颈部有无损伤。

（五）操作流程及操作要点

1. 护士准备完毕(图35-1)。

2. 判断意识是否丧失(拍打、轻摇患者肩部)。

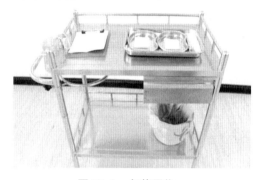

图35-1 复苏用物

3. 判断呼吸是否停止。

4. 触摸颈动脉,判断心跳是否停止(图35-2)(喉结旁开2 cm处触摸颈动脉)。

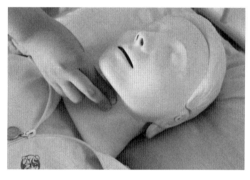

图35-2 判断脉搏

5. 呼叫其他人前来帮助。

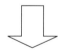

6. 迅速使患者仰卧位,置于硬板床或地面。

7. 去枕,头、颈、躯干在同一轴线上。

8. 双手放于两侧,身体无扭曲。

9. 解开上衣,松开腰带,暴露胸腹部。

10. 确定按压部位(图35-3)(胸骨中、下1/3 交界处,约在剑突上2横指)。

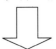

11. 双手掌根重叠于按压部位,迅速按压30次(图35-4)(按压幅度大于5 cm,按压频率每分钟大于100次)。

12. 检查口腔,清除口鼻腔异物,取下活动义齿(图35-5)。

13. 打开气道,进行口对口人工呼吸2次(图35-6)(患者口部覆盖纱布,一手捏鼻孔,另一手托起下颌,吹气时间大于1 s,吹气量500 ~ 600 ml)。

14. 重复10、11、13步4次,共五个循环。

15. 触摸颈动脉判断心跳是否恢复。

16. 判断呼吸是否恢复。

17. 查看瞳孔是否缩小,有无对光反射(图35-7)。

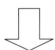

18. 检查面色、口唇、甲床及皮肤色泽是否转红。

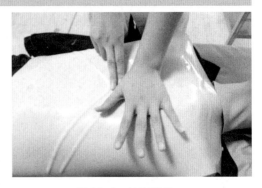

图35-3 按压定位

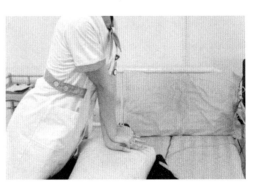

图35-4 垂直按压

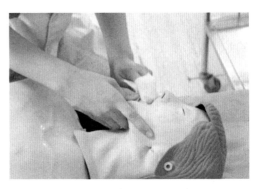

图35-5 清除口腔异物

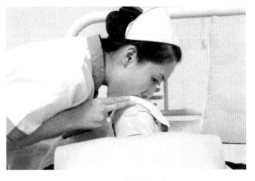

图35-6 吹气方法

19. 复苏成功,穿好衣裤,恢复体位,进一步生命支持。

20. 整理用物,洗手,记录。

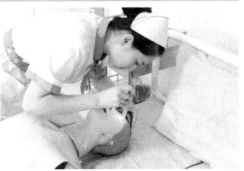

图 35-7　查看瞳孔

二、实训指导

【临床案例】

内科 3 病室,6 床,李秀兰,女,56 岁,诊断为急性心肌梗死,入院后做了经皮冠状动脉内成型术(PTCA),手术成功,送回病房。护士在接诊患者时,患者突然右手甩落,呼之不应,迅速对患者检查,发现患者意识丧失,呼吸、心跳停止,瞳孔散大。

【操作评估】

根据以上案例分析,患者心脏骤停,需要迅速做出判断,立即进行心肺复苏,同时通知其他医务人员前来抢救。

【用物准备】

弯盘,纱布,手电,记录本、洗手液等放于治疗车上,必要时备木板、脚踏板。

【操作流程及交流用语参考】

1. 护士准备完毕。

2. 判断意识是否丧失。

　　李阿姨,你怎么了,能听见我说话吗?

3. 判断呼吸是否停止。

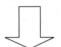

呼吸停止。

4. 触摸颈动脉,判断心跳是否停止。

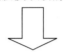

颈动脉搏动消失。

5. 呼叫他人前来帮助。

快来人呀,通知医生和护士!

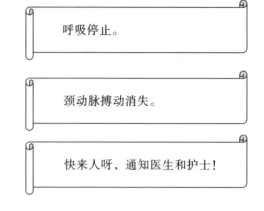

6. 迅速使患者仰卧位,置于硬板床或地面。

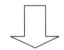

7. 去枕,头、颈、躯干在同一轴线上(边口述边完成)。

8. 双手放于两侧,身体无扭曲(边口述边完成)。

9. 解开上衣,松开腰带,暴露胸腹部。

10. 确定按压部位在胸骨中、下 1/3 交界处,约在剑突上 2 横指。

11. 双手掌根重叠于按压部位,迅速按压 30 次,幅度>5 cm,频率>100 次/min。

12. 检查口腔,清除口鼻腔异物,取下活动义齿。

13. 打开气道,口部覆盖纱布,一手捏鼻孔,另一手托起下颌,进行口对口人工呼吸 2 次,吹气时间大于 1 s,吹气量 500 ~ 600 ml。

14. 重复 10、11、13 步 4 次,共 5 个循环。

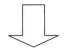

15.触摸颈动脉判断心跳是否恢复。

16.判断呼吸是否恢复。

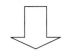

17.查看瞳孔是否缩小,有无对光反射。

18.检查面色、口唇、甲床及皮肤色泽是否转红。

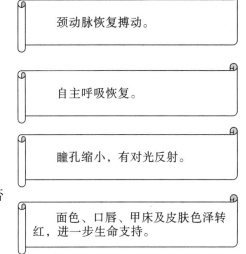

颈动脉恢复搏动。

自主呼吸恢复。

瞳孔缩小，有对光反射。

面色、口唇、甲床及皮肤色泽转红，进一步生命支持。

19.复苏成功,穿好衣裤,恢复体位,进一步生命支持。

20.整理用物,洗手,记录。

【交流用语范例】

(一)判断用语

1.你怎么了,能听见我说话吗？呼吸停止;颈动脉搏动消失;瞳孔散大。

2.喂喂,你怎么了？无呼吸;无动脉搏动;瞳孔散大。

(二)操作中用语

1.快来人呀,通知医生和护士。

2.患者心跳骤停了,快通知医生和护士。

(三)操作后用语

1.复苏成功　自主呼吸恢复,颈动脉搏动恢复;面色、口唇、甲床及皮肤色泽转红,散大的瞳孔缩小,有对光反射,复苏成功,进一步生命支持。李阿姨,你躺好别动,不用紧张,医生护士都在你身旁呢。

2.复苏失败　已经抢救超过 30 min,患者者仍未恢复,可停止抢救。

三、评分标准

	操作标准	分值	扣分细则	得分
素质评价	1. 语言清晰、流利,普通话标准	2	一项不符合要求扣1分	
	2. 行为举止规范、大方、优雅	3	不符合要求酌情扣分	
	3. 着装规范,符合护士仪表礼仪	3	服装、鞋帽一项不符合要求扣1分	
准备质量评价	物品备齐,放置有序	2	物品少一样扣1分,放置无序扣1分	
操作过程质量评价	1. 备齐用物推至床旁,放于合适位置	1	放置位置不方便操作扣1分	
	2. 判断意识是否丧失	4	未判断扣4分,判断方法不妥当扣2分	
	3. 判断呼吸是否停止	4	未做扣4分,判断方法错误扣2分	
	4. 触摸颈动脉,判断心跳是否停止	4	未做扣4分,判断方法不正确扣2分,时间不够扣2分	
	5. 呼叫他人前来帮助	1	未做扣1分	
	6. 迅速使患者仰卧位,置于硬板床或地面	2	一项未做扣1分	
	7. 去枕,头、颈、躯干在同一轴线上(边口述边完成)	4	一项未做扣1分,去枕动作粗暴扣0.5分	
	8. 双手放于两侧,身体无扭曲(边口述边完成)	2	一项未做扣1分	
	9. 解开上衣,松开腰带,暴露胸腹部	2	一项未做扣1分,暴露不充分影响操作扣1分	
	10. 确定按压部位在胸骨中、下1/3交界处,约在剑突上2横指	5	定位不准确扣4分,定位方法不正确扣2分	
	11. 双手掌根重叠于按压部位,迅速按压30次,幅度>5 cm,频率>100次/min	5	按压方法不正确扣2分,每按压错误一次扣0.2分,频率过快或过慢扣2分	
	12. 检查口腔,清除口鼻腔异物,取下活动义齿	5	一项未做扣2分,清除不彻底或方法不妥当扣1分	
	13. 打开气道,口部覆盖纱布,一手捏鼻孔,另一手托起下颌,进行口对口人工呼吸2次,吹气时间大于1 s,吹气量500~600 ml	6	气道未打开扣2分,吹气方法不正确扣2分,吹气时间不正确扣1分,吹气一次错误扣0.2分	
	14. 重复10、11、13步4次,共五个循环	16	扣分方法同上	
	15. 触摸颈动脉判断心跳是否恢复	4	未做扣4分,判断方法不正确扣2分,时间不够扣2分	
	16. 判断呼吸是否恢复	4	未做扣4分,判断方法不正确扣2分	
	17. 查看瞳孔是否缩小,有无对光反射	2	未做扣2分,方法不正确扣1分	
	18. 检查面色、口唇、甲床及皮肤色泽是否转红	2	一项未检查扣1分	
	19. 口述:复苏成功,穿好衣裤,恢复体位,进一步生命支持	4	一项未做扣0.5分	
	20. 整理用物,洗手,记录	3	一项未做扣1分	
终末质量评价	1. 动作熟练优美,操作规范	2	酌情扣1~2分	
	2. 有急救意识,动作敏捷	2	一项不符合要求扣0.5分	
	3. 操作程序符合标准	2	程序颠倒一次扣1分	
	4. 操作用时不超过4 min(操作过程第2~20项为计时部分)	4	每超时5 s扣1分	

(高晓梅　王　蕾)

项目三十六

简易呼吸器使用技术

一、教学重点

（一）操作目的

1. 维持和增加机体通气量。

2. 纠正威胁生命的低氧血症。

（二）相关知识点

1. 应用简易呼吸器时，挤压频率为 16～20 次/min；每次送气量是 500～1000 ml。

2. 定期检查、测试和保养。

3. 选择合适的面罩和呼吸囊，挤压呼吸囊的 1/3～2/3 为宜。

4. 呼吸囊使用后，呼吸活瓣、接头、面罩分离清洗、消毒、干燥、备用。

5. 弹性呼吸囊不宜挤压变形后放置，以免影响弹性及使用效果。

6. 面罩要紧扣患者的面部，避免漏气。

7. 患者有自主呼吸时，应注意与其同步。

（三）操作准备

1. 护士准备　衣帽整齐，洗手。

2. 患者准备　清理呼吸道分泌物，畅通呼吸道。

3. 用物准备　治疗盘、简易呼吸器、四头带、听诊器、吸痰器、吸痰管、50 ml 注射器、纱布、弯盘，必要时备氧气。

4. 环境准备　整洁、安静、空气流通、温湿度适宜，去除床头挡板。

（四）评估内容

1. 物品是否齐全、完好、有效。

2. 患者的病情、有无自主呼吸、呼吸形态及呼吸道是否通畅等。

3. 环境是否符合操作要求。

（五）操作流程及操作要点。

1. 护士准备完毕。

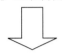

2. 备齐用物推至床旁,放在便于操作处(图 36-1)。

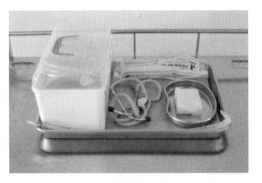

图 36-1　操作用物

3. 核对患者床号、姓名,向患者或家属解释。

4. 协助患者取去枕仰卧位,项下垫枕。

5. 疏通气道,松解衣领、腰带(头偏向一侧,清除口鼻分泌物)。

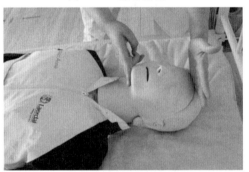

图 36-2　打开气道

6. 打开气道(图 36-2)(头后仰托起下颌)。

7. 面罩充气、连接呼吸囊(图 36-3)。

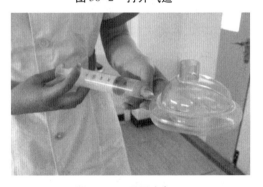

图 36-3　面罩充气

8. 扣紧面罩,送气(图 36-4)(面罩完全覆盖患者的口鼻,挤压呼吸囊)。

9. 判断自主呼吸是否恢复(听诊器听诊肺部是否有呼吸音)。

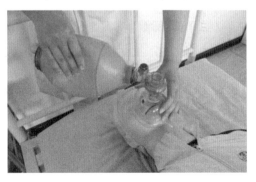

图 36-4　挤压呼吸囊

10. 协助患者取舒适卧位,整理床单位。

11. 整理用物,洗手,记录。

二、实训指导

【临床案例】

外科病区 4 病室,12 床,张××,男,55 岁,公务员(科长),半月前因突然头痛、呕吐、偏瘫、意识障碍、大小便失禁,急诊入院,经检查诊断为脑出血,给予手术治疗;今患者突然呼吸停止,立即给予呼吸囊辅助呼吸。

【操作评估】

根据以上案例分析,患者为非传染性疾病,呼吸停止,立即给予呼吸囊辅助呼吸,目的是恢复自主呼吸。操作前对患者的病情进行评估,包括有无自主呼吸、呼吸形态及呼吸道是否通畅、有无活动义齿等。

【用物准备】

治疗盘、简易呼吸器、四头带、听诊器、吸痰器、吸痰管、50 ml 注射器纱布、弯盘,必要时备氧气。

【操作流程及交流用语参考】

1. 护士准备完毕。

2. 备齐用物推至床旁,放在便于操作处。

3. 核对患者床号、姓名,向患者或家属解释。

喂!张科长,您怎么了? □快来人啊!王医生:抢救病人!

4. 协助患者取去枕仰卧位,项下垫枕。

5. 疏通气道,松解衣领、腰带。

6. 打开气道。

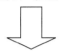

7. 面罩充气、连接呼吸囊。

8. 扣紧面罩,规律的挤压呼吸囊。

> 张科长,您现在身体很虚弱,需要安静休息,我就在您身旁,请您放心。

9. 判断自主呼吸是否恢复。

10. 协助患者取舒适卧位,整理床单位。

11. 整理用物,洗手,记录。

【交流用语范例】

(一)核对、解释用语

喂!张科长,您怎么了?快来人啊!王医生:抢救病人!

(二)操作中指导与交流

张科长,您好点了吗?现在您已经有了呼吸,只是有些微弱,我现在用这个帮您呼吸,您不用紧张,如果有什么不适,可以眨眨眼示意我。

(三)操作后嘱咐

张科长,您现在身体很虚弱,需要安静休息,我就在您身旁,请您放心。

三、评分标准

	操作标准	分值	扣分细则	得分
素质评价	1. 语言清晰、流利,普通话标准	2	不符合要求扣1分	
	2. 行为举止规范、大方、优雅	3	不符合要求酌情扣分	
	3. 着装规范,符合护士仪表礼仪	3	一项不符合要求扣1分	
准备质量评价	1. 物品备齐,放置有序	2	物品少一样扣1分,放置无序扣1分	
	2. 评估患者	7	未评估扣7分,评估项目少一项扣1分,评估与病情不符扣2分	
	(1)意识、脉搏、血压、血气分析等情况			
	(2)患者有无自主呼吸、呼吸形态及呼吸道是否通畅			
	3. 评估环境	1	未评估扣1分	
	4. 洗手,戴口罩	2	一项未做扣1分,洗手动作一步不规范扣0.2分	
操作过程质量评价	1. 物品准备齐全,放在便于操作处	2	放置位置不妥扣1分	
	2. 核对床号、姓名	2	一项未做扣1分	
	3. 协助患者去枕仰卧,项下垫枕	6	一项未做扣2分	
	4. 疏通气道、松解衣领、腰带	6	一项未做扣2分,方法不正确扣1分	
	5. 打开气道(两种方法任选一)	10	方法不正确不得分,气道打开不彻底扣5分	
	(1)仰头举颏法　左手置于患者的前额,掌根向后方施加压力,右手中指、食指向上向前提起下颌,使患者口张开			
	(2)抬颏法　一手将患者头向后仰起,另一手拇指、食指分别放于患者下颌角处同时向上提起			
	6. 打开面罩充气,连接呼吸囊	6	少一项扣2分,未充气不得分	
	7. 扣紧面罩,规律挤压呼吸囊,重复进行6次 (口述:500~1000 ml/次(接氧气者400~600 ml/次);16~20次/min)	20	面罩漏气扣3分,密闭无效扣5分,挤压不正确一次扣5分,送气量不够扣5分,频率过快、过慢扣5分	
	8. 听诊器听诊是否有呼吸音,判断自主呼吸是否恢复,同时看胸部有无呼吸动	10	未做不得分,方法不正确扣4分,听诊部位不正确扣4分	
	9. 协助患者取舒适卧位,整理床单位	4	一项未做扣2分,床铺不整齐扣1分	
	10. 整理用物,洗手,记录	4	少一项扣2分	
终末质量评价	1. 操作熟练,沉着冷静,手法正确,效果好	4	一项不符合要求扣1分	
	2. 关系、体贴患者	2	不符合要求酌情扣分	
	3. 判断指征和结果方法正确	2	不符合要求酌情扣分	
	4. 操作用时不超过5 min (操作过程第2~10项为计时部分)	2	每超过30 s扣1分	

（赵春玲　郭素梅　张彩娟）

项目三十七

尸体护理

一、教学重点

(一)操作目的

1. 维持良好的尸体外观,易于辨认。

2. 维护死者的尊严,安慰家属,减轻哀痛。

(二)相关知识点

1. 尸体护理的目的　维持良好的尸体外观,易于辨认;维护死者尊严,安慰家属,减轻哀痛。

2. 尸体护理的时间　医生开具死亡诊断书后尽快进行,防止尸体僵硬,避免对他人的不良影响。

3. 尸体护理评估要点　死亡诊断、民族及宗教信仰、有无伤口及引流管、死者遗愿、家属意愿等。

4. 尸体护理要点　家属离开病室;撤去一切治疗用物;尸体仰卧,头下垫枕,防止面部淤血变色;有伤口者更换敷料;有引流管者,拔除后缝合伤口、包扎或用蝶形胶布封闭包扎;用不脱脂棉球填塞身体孔道;传染病患者的尸体应用消毒液擦洗,用1%氯胺溶液棉球填塞孔道,尸体用尸单包裹后装入不透水袋中,作出传染标识;尸体嘴合不拢时,用绷带托扶下颌。

5. 三张尸体识别卡挂放位置　手腕部、胸前尸单上、停尸屉外。

6. 护士应整理、清点遗物交家属;家属不在时由两人清点,列出清单交护士长保管。

(三)操作准备

1. 护士准备　衣帽整洁、态度严肃,洗手,戴口罩,戴手套;穿隔离衣(死者为传染病患者时)。

2. 用物准备　清洁衣裤,尸单或尸袍,血管钳,剪刀,填写好的尸体识别卡3张,治疗碗

（内盛不脱脂棉球适量），松节油，绷带，梳子，弯盘；另备：脸盆，毛巾等擦洗用具，平车，有伤口者准备敷料，隔离衣（死者为传染病患者时）。

3.环境准备　安静、肃穆、屏风或围帘遮挡（同室有其他患者时）。

（四）评估内容

1.用物是否准备齐全，环境是否符合要求。

2.尸体清洁程度，有无伤口及引流管等。

3.患者的诊断、死亡原因、时间及死亡诊断书。

4.死者的民族、宗教信仰，家属对待死亡的态度。

（五）操作流程

1.护士准备完毕。

2.推用物至床旁，核对床尾卡（图37-1）。

3.劝慰家属，暂离病室。

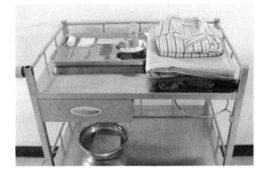

图37-1　尸体护理用物

4.屏风遮挡，戴手套，撤去一切治疗用物。

5.安置死者仰卧位，头下垫枕，大单遮盖。

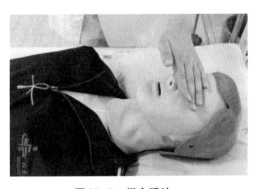

6.清洁面部，闭合眼嘴（图37-2）（眼睑不闭合，毛巾湿敷或按摩；嘴不闭合，轻柔下颌或用绷带托起）。

图37-2　闭合眼睑

7.脱去衣裤，清洁身体（先上身，后下身，操作中注意遮盖尸体）。

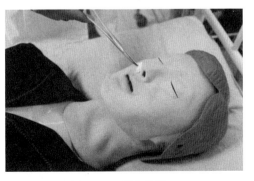

8.填塞孔道（图37-3）（棉球填塞口、鼻、耳、阴道、肛门等）。

图37-3　堵塞孔道

9. 穿衣、梳头。

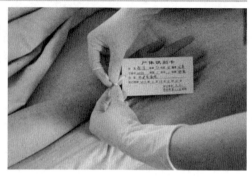

图37-4 系卡于腕部

10. 系卡(图37-4)(第一张尸体识别卡系于腕部)。

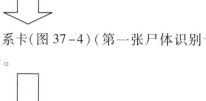

11. 撤大单,尸单(或尸袍)包裹尸体。

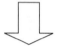

12. 系卡(第二张尸体识别卡系于胸前)。

13. 协助太平间工作人员搬运尸体至太平间,系卡(第三张尸体识别卡交由太平间工作人员系于停尸屉外)。

14. 床单位和病室终末消毒处理。

二、实训指导

【临床案例】

孙先生,78 岁,既往有高血压、糖尿病史 20 余年,3 天前因糖尿病合并酮症酸中毒急诊收入院治疗,住在内 3 科抢救室。30 min 前因为抢救无效死亡,遵医嘱对患者遗体进行尸体护理。

【操作评估】

根据以上案例分析,该患者为非传染病患者,擦洗液选择清水,填塞用不脱脂棉球,撤下的衣物和床上用品可直接送洗,床单位的终末消毒按照一般患者进行。患者没有外伤和引流管,不需准备敷料和缝合用物。患者既往有多年疾病史,年龄较大,家属对患者的离世有一定的心理准备和承受力。

【用物准备】

清洁衣裤 1 套、尸单、血管钳 1 把、剪刀 1 把、填写好的尸体识别卡 3 张、治疗碗(内盛不脱脂棉球适量)、松节油、绷带、梳子 1 把、弯盘;另备:脸盆、毛巾等擦洗用具,平车。

【操作流程及交流用语参考】

1. 护士准备完毕。

2. 推用物至床旁,核对床尾卡。

> 您是孙先生的女儿孙女士吗?您好,您的父亲已经走了,您不要太悲伤了。您的母亲还需要你安慰、照顾,还有很多事要您去处理,请您节哀。现在,我要整理您父亲的遗容,然后送到医院的太平间,您先到外面休息,好吗?

3. 劝慰家属,暂离病室。

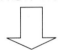

4. 屏风遮挡,戴手套,撤去一切治疗用物。

5. 安置死者仰卧位,头下垫枕,大单遮盖。

6. 清洁面部,闭合眼嘴。

7. 脱去衣裤,清洁身体。

8. 填塞孔道。

9. 穿衣、梳头。

10. 系卡于腕部。

11. 撤大单,尸单(或尸袍)包裹尸体。

12. 系卡于胸前。

13. 协助太平间工作人员搬运尸体至太平间,系卡于停尸屉外。

14. 床单位和病室终末消毒处理。

【交流用语范例】

1. 您是孙先生的女儿孙女士吗? 您好,您的父亲已经走了,您不要太悲伤了。您的母亲还需要您安慰、照顾,还有很多事要您去处理,请您节哀。现在,我要整理您父亲的遗容,然后送到医院的太平间,您先到外面休息,好吗?

2. 请问您是孙女士吗? 您是孙先生的女儿吗? 您好,我是这个科室的护士王护士。您的父亲已经过世,请您节哀。您看您父亲的遗体还有治疗留下的痕迹需要整理,现在我来整理您父亲的遗体,可以吗? 那么请您先到休息室休息一下,我一会就会整理好您父亲的遗体并移交太平间。

3. 您的父亲是孙先生吧? 孙女士,您的父亲已经因病去世了,他走得很安详,您不要太哀伤了。我现在要和张护士对您父亲的遗体进行整理,请您到休息室休息一下。整理好后我会通知您的。谢谢您的合作。

三、评分标准

	操作标准	分值	扣分细则	得分
素质评价	1. 语言清晰、流利,普通话标准	2	一项不符合要求扣1分	
	2. 行为举止规范、大方、优雅	3	不符合要求酌情扣分	
	3. 着装规范,符合护士仪表礼仪	3	服装、鞋帽一项不符合要求扣1分	
准备质量评价	1. 物品备齐,放置有序	2	物品少一样扣1分,放置无序扣1分	
	2. 操作前评估死者	2	未评估患者扣2分,评估与病情不符扣1分	
	3. 评估环境	1	未评估扣1分	
	4. 洗手、戴口罩	2	一项未做扣1分,洗手动作一步不规范扣0.2分	
操作过程质量评价	1. 推用物至床旁,放在便于操作处,核对床尾卡	3	放置位置不方便操作扣1分	
	2. 劝慰家属,暂离病室	2	未做扣2分,解释不到位扣1分	
	3. 遮挡患者,戴手套,撤去一切治疗用物	6	一项未做或未口述扣2分	
	4. 安置死者仰卧位,头下垫枕,大单遮盖	6	一项未做扣2分,遮盖不全扣1分	
	5. 清洁面部,闭合眼嘴(口述:眼睑不闭合,毛巾湿敷或按摩;嘴不闭合,轻柔下颌或绷带托起)	10	一项未做扣5分,清洁不干净扣3分,未口述扣2分,口述不全扣1分	
	6. 脱去衣裤,清洁身体	16	一个部位未清洁扣4分,清洁不干净扣3分,未遮盖或不注意遮盖扣3分	
	7. 填塞孔道(棉球填塞口、鼻、耳、阴道、肛门等)	10	一个部位未填塞扣2分	
	8. 穿衣,梳头	6	一项未做扣3分	
	9. 系卡于腕部	2	未做扣2分,位置错误扣1分	
	10. 撤大单,尸单或尸袍包裹尸体,固定	8	一项未做扣3分,包裹不到位扣2分,未固定或固定位置错误各扣2分	
	11. 系卡于胸前	2	未做扣2分,位置错误扣1分	
	12. 口述:协助搬运尸体至太平间,系卡于停尸屉外	2	未协助扣1分,未移交尸体识别卡扣1分	
	13. 口述:床单位和病室终末消毒处理	2	未口述扣2分	
终末质量评价	1. 动作熟练规范	2	不符合要求酌情扣1~2分	
	2. 态度严肃认真	2	不符合要求酌情扣1~2分	
	3. 与家属沟通良好	2	不符合要求酌情扣1~2分	
	4. 操作用时不超过15 min(操作过程为计时部分)	4	每超时30 s扣1分	

(冯爱萍　许志娟)